ISBN 978-3-662-37311-8 ISBN 978-3-662-38048-2 (eBook)
DOI 10.1007/978-3-662-38048-2

Ergebnisse der Chirurgie und Orthopädie.

Inhalt des VI. Bandes.

1913. III und 716 S. gr. 8⁰. 147 Textabbildungen. Preis M. 26.—; in Halbleder gebunden M. 28.50.

Über Blutleere der unteren Körperhälfte. Von Privatdozent Dr. G. Frhr. v. Saar. (Mit 9 Abb.)
Diabetes und Chirurgie. Von Dr. Hermann Kaposi.
Transfusion und Infusion. Von Privatdozent Dr. Lothar Dreyer. (Mit 10 Abb.)
Der Schenkelhalsbruch und die isolierten Brüche des Trochanter major und minor. Von Professor Dr. O. Roth. (Mit 14 Abb.)
Die Chirurgie der Nebenhöhlen der Nase. Von Dr. Walter Klestadt. (Mit 24 Abb.)
Die Geschwülste der Speicheldrüsen. Von Professor Dr. Hermann Heinecke. (Mit 45 Abb.)
Der neurogene Schiefhals. Von Dr. Albert Bauer. (Mit 14 Abb.)
Die tuberkulöse Peritonitis. Von Dr. Fritz Härtel. (Mit 1 Abb.)
Der Aszites und seine chirurgische Behandlung. Von Dr. Edmund Höpfner.
Die Ergebnisse der modernen Milzchirurgie. Von Dr. Friedrich Michelsson.
Die retrograde Inkarzeration (Hernie en W). Von Professor Dr. Walther Wendel. (Mit 11 Abb.)
Über den derzeitigen Stand einiger Nephritisfragen und der Nephritischirurgie. Von Dr. E. Ruge.
Die Adnexerkrankungen (Entzündungen und Eileiterschwangerschaft). Von Professor Dr. Walther Hannes. (Mit 7 Abb.)
Die Madelungsche Deformität des Handgelenkes. Von Dr. Eduard Melchior. (Mit 12 Abb.)
Autoren-, Sach- und Generalregister.

Inhalt des VII. Bandes.

1913. III und 858 S. gr. 8⁰. 335 Textabbildungen und 1 Tafel. Preis M. 32.—; in Halbleder gebunden M. 34.60.

Die Heliotherapie der Tuberkulose mit besonderer Berücksichtigung ihrer chirurgischen Formen. Von Dr. A. Rollier. (Mit 138 Abb.)
Die Röntgentherapie der chirurgischen Tuberkulose. Von Privatdozent Dr. B. Baisch. (Mit 23 Abb.)
Die septische Allgemeininfektion und ihre Behandlung. Von Privatdozent Dr. O. Bondy. (Mit 11 Abb. u. 1 Tafel.)
Die Behandlung der inoperablen Geschwülste. Von Dr. H. Simon.
Die Hirnpunktion. Von Professor Dr. G. Axhausen. (Mit 12 Abb.)
Die Hasenscharte. Von Dr. E. Tóthfalussy. (Mit 42 Abb.)
Die Ätiologie und pathologische Anatomie der Gallensteinkrankheit. Von Geheimrat Professor Dr. H. Riese. (Mit 11 Abb.)
Embolie und Thrombose der Mesenterialgefäße. Von Privatdozent Dr. A. Reich. (Mit 7 Abb.)
Die Hirschsprungsche Krankheit. Von Primarius Dr. F. Neugebauer.
Die Koliinfektion des Harnapparates und deren Therapie. Von Privatdozent Dr. C. Franke. (Mit 6 Abb.)
Die operative Behandlung der Lageanomalien des Hodens. Von Dr. K. Hanusa. (Mit 9 Abb.)
Der Kalkaneussporn. Von Dr. R. Sarrazin. (Mit 11 Abb.)
Die Skoliose. Von Professor Dr. F. Lange und Dr. F. Schede. (Mit 65 Abb.)
Autorenregister. Sachregister. Inhalt der Bände I—VII.

Inhalt des VIII. Bandes.

1914. IV u. 981 S. gr. 8⁰. 308 Textabbildungen. Preis M. 38.—; in Halbleder gebunden M. 40.60.

Die Hämangiome und ihre Behandlung. Von Dr. Erich Sonntag. (Mit 35 Abb.)
Die blutige Reposition (Osteosynthese) bei frischen subkutanen Knochenbrüchen. Von Geh. Rat Professor Dr. F. König. (Mit 37 Abb.)
Die freie autoplastische Faszientransplantation. Von Dr. Otto Kleinschmidt. (Mit 34 Abb.)
Chirurgie der Thymusdrüse. Von Dr. H. Klose. (Mit 52 Abb.)
Die Aktinomykose der Lunge und der Pleura. Von Professor Dr. F. Karewski. (Mit 17 Abb.)
Die gut- und bösartigen Neubildungen der Gallenblase und der Gallengänge unter besonderer Berücksichtigung eigener Erfahrungen. Von Geh.-Rat Professor Dr. Hans Kehr. (Mit 16 Abb.)
Die Bantische Krankheit und ihre nosologische Stellung unter den splenomegalischen Erkrankungen. Von Professor Dr. K. Ziegler. (Mit 5 Abb.)
Über Spermatocele. Von Dr. E. Ritter von Hofmann. (Mit 8 Abb.)
Die Verletzungen der Handwurzel. Von Dr. Maximilian Hirsch. (Mit 68 Abb.)
Umschriebene Binnenverletzungen des Kniegelenks. Von Dr. Hubert Goetjes. (Mit 16 Abb.)
Die schnellende Hüfte. Von Marineoberstabsarzt Dr. M. Zur Verth. (Mit 11 Abb.)
Das „Malum perforans pedis“. Von Primararzt Dr. Max Hofmann. (Mit 9 Abb.)
Autorenregister und Sachregister.
Inhalt der Bände I—VIII.

Inhalt des IX. Bandes.

1916. IV u. 608 S. gr. 8⁰. 188 Textabbildungen. Preis M. 26.—; in Halbleder gebunden M. 28.80.

Das Melanom. Von Professor Dr. L. Burkhardt.
Die diagnostische Bedeutung der Augenveränderungen für die Gehirnchirurgie. Von Professor Dr. A. Birch-Hirschfeld. (Mit 29 Abb.)
Die Bedeutung der Bewegungsstörungen der Augen für die Lokalisierung zerebraler Krankheitsherde. Von Professor Dr. A. Bielschowsky. (Mit 15 Abb.)
Die Erkrankungen der Orbita. Von Oberarzt Dr. Franz Geis. (Mit 52 Abb.)
Die Pylorusausschaltung. Von Dr. Fr. H. von Tappeiner. (Mit 15 Abb.)
Das Karzinom und das Karzinoid der Appendix. Von Oberarzt Dr. W. V. Simon. (Mit 29 Abb.)
Die Schenkelhernie. Von Dr. Arthur W. Meyer (Mit 24 Abb.)
Die Nagelextension. Von Privatdozent Dr. Fr. Steinmann. (Mit 24 Abb.)
Autorenregister und Sachregister.
Inhalt der Bände I–IX.

I. Die bisherigen Erfahrungen über den Wundstarrkrampf in dem jetzigen Kriege.

Von

Erich Sonntag-Leipzig.

Inhaltsübersicht:

Literatur.

1. Abercrombie, Tetanusbehandlung. Brit. med. Journ. 4. März 1916. (Ref. Berl. klin. Wochenschr. 1916. Nr. 25. 704.)
2. Ach, 5 geheilte Tetanusfälle. Kriegsseuchen-Abend d. Münch. ärztl. Vereins. 9. Dez. 1914. (Ref. Deutsche med. Wochenschr. 1915. Nr. 1. 32.)
3. Adler, Erfahrungen mit der Magnesiumsulfatbehandlung des Tetanus bei Kriegsverletzten. Inaug.-Diss. Freiburg i. Br. 1915.
4. Alexander, Zur Behandlung des Tetanus. Münch. med. Wochenschr. 1914. 46. Nr. F. B. 15. 2260.
5. Alsberg, Tetanus. Disk. Ärztl. Verein Hamburg. 1. Dez. 1914. (Ref. Deutsche med. Wochenschr. 1915. Nr. 19. 574.)
6. Angerer, Zur Behandlung des Wundstarrkrampfes. Münch. med. Wochenschr. 1914. Nr. 45. F. B. 14. 2226.
7. — und Alexander, Erfahrungen bei der Tetanusbehandlung. Wissensch. Abende der Militärärzte der Garnison Ingolstadt. 24. u. 30. Okt. 1914. (Ref. Deutsche med. Wochenschr. 1914. Nr. 49. 2054.)
8. Arnd und Krumbein, Zur Prophylaxe des Tetanus. Korrespondenzbl. f. Schweiz. Ärzte. 1914. Nr. 48. (Ref. Zentralbl. f. Chir. 1915. Nr. 13. 207.)
8a. Arneth, Zur Frage des Blutbefundes bei Tetanus. Deutsche med. Wochenschr. 1916. Nr. 51. 1585.
9. Arzt, Tetanus. Übersichtsreferat im wiss. Verein der Militärärzte Krakaus. 28. Nov. 1914. (Ref. Wien. klin. Wochenschr. 1914. Nr. 52. 1633.)
10. Aschoff, Tetanus. Disk. Kriegsärztl. Abend i. d. Festung Metz. 26. Okt. 1914. (Ref. Deutsche med. Wochenschr. 1914. Nr. 48. 2024.)
11. — Tetanus. Disk. Med. Gesellsch. Freiburg i. Br. 28. Jan. 1915. (Ref. Med. Klin. 1915. Nr. 27. 765.)
12. — Über die Bedeutung der prophylaktischen Antitoxinbehandlung bei Tetanus. Med. Gesellsch. Freiburg i. Br. 23. Febr. 1915. (Ref. Med. Klin. 1915. Nr. 33. 929.)
13. — Tetanus. Disk. Verhandl. d. Mittelrhein. Chirurgentagung i. Heidelberg. 8. und 9. Jan. 1916. (Ref. Beitr. z. klin. Chir. **98**, 616. 1916. 14. kriegschir. Heft.)
14. — und Robertson, Über die „Fibrillentheorie" und andere Fragen der Toxin- und Antitoxinwanderung beim Tetanus. Med. Klin. 1915. Nr. 26 u. 27. 715 u. 744.
15. Bach, Wundstarrkrampf. Zeitschr. f. phys.-diät. Therap. **19**, 3. 1915. 78. (Ref. Deutsche med. Wochenschr. 1915. Nr. 15. 452.)
15a. — Anleitung und Indikationen für die Bestrahlungen mit der Quarzlampe. 1917.
15b. Bär (Toxinwirkung). Korrespondenzbl. f. Schweizer Ärzte. 1915. Nr. 26.
15c. Barling, Verspäteter Tetanus. Brit. med. Journ. 4. März 1916. (Ref. Deutsche med. Wochenschr. 1916. Nr. 21. 647.)
16. Baur, Fall von Tetanus geheilt. Med. Korrespondenzbl. d. Württ. ärztl. Standesvereins. 1914. 43. (Ref. Deutsche med. Wochenschr. 1914. Nr. 46. 1970.)
17. Bazy, Note statistique sur le tétanos. Sitzungsber. d. Akad. d. Wissensch. Paris 14. Dez. 1914. (Ref. Münch. med. Wochenschr. 1915. Nr. 11. 390. s. Kathariner.)
18. — Über das verspätete Auftreten des Wundstarrkrampfes. Akad. d. Wissensch. Paris. 24. Jan. 1916. (Ref. Münch. med. Wochenschr. 1916. Nr. 17. 612.)
19. Beer, Zur Pathologie und Therapie des Tetanus. K. k. Gesellsch. d. Ärzte i. Wien. 26. März 1915. Wiener klin. Wochenschr. 1915. 368. (Ref. Münch. med. Wochenschrift 1915. Nr. 18. 624 u. Wien. klin. Wochenschr. 1915. Nr. 14.)
20. v. Behring, Indikationen für die serumtherapeutische Tetanusbekämpfung. Deutsche med. Wochenschr. 1914. Nr. 41. 1833 und zur Anwendung des Tetanusserums. Ibid. Nr. 46. 1956.
21. — Mein Tetanusimmunserum. Berl. klin. Wochenschr. 1915. Nr. 6. 121.
22. Bérard und Lumière, Über das verspätete Auftreten des Wundstarrkrampfes. Akad. d. Wissensch. Paris. 21. Febr. 1916. (Ref. Münch. med. Wochenschr. 1916. Nr. 19. 684.)
23. Bernhard, Über Wundbehandlung. Münch. med. Wochenschr. 1916. Nr. 17. 625.
24. Bethe, Magnesiumsulfat. Therap. Monatsh. 1915. 688.
25. Betke, Tetanus. Disk. Med. Gesellsch. Freiburg i. Br. 28. Jan. 1915. (Ref. Med. Klin. 1915. Nr. 27. 765.)

26. Betti, I resultati della cura del tetano col metodi di Baccelli secondo Nigay etc. Clin. chir. **23**, 4. 1915. (Ref. Zentralbl. f. Chir. 1915. Nr. 38. 693.)
27. Bird, Report of a case of tetanus. Therap. Gaz. **32**, 1. 1916. (Ref. Zentralbl. f. Chir. 1916. Nr. 25. 512.)
28. Blumenthal, Kurze Bemerkungen zur Symptomatologie und Therapie des Tetanus. Med. Klin. 1914. Nr. 44. 1640.
28a. — Der Starrkrampf. Berlin u. Wien 1914.
29. Bockenheimer, Tetanus. Disk. Verhandl. d. Kriegschirurgentagung i. Brüssel. 7. April 1915. Beitr. z. klin. Chir. **96**, 4. kriegschir. Heft. 451. 1915.
29a. Boehler, Starrkrampf bei Erfrierungen. Med. Klinik **127**, Nr. 11. 360.
30. Boenheim, Ein Fall von Intoxikation nach Tetanusheilserum. Berl. klin. Wochenschrift. 1914. Nr. 52. 1956.
31. Borchardt, Tetanus. Disk. Berl. Gesellsch. f. Psych. u. Nervenkrankh. 9. Nov. 1914. (Ref. Berl. klin. Wochenschr. 1914. Nr. 52. 1965.)
32. Brandt, Ein Fall von Tetanusrezidiv. Vereinig. d. Ärzte in Halle a. S. 7. Juli 1915. (Ref. Münch. med. Wochenschr. 1915. Nr. 38. 1290) und Zentralbl. f. inn. Med. 1915. 36. (Ref. Münch. med. Wochenschr. 1915. Nr. 43. 1467.)
33. Brauer, Tetanus. Disk. Ärztl. Verein Hamburg. 1. Dez. 1914. (Ref. Deutsche med. Wochenschr. 1915. Nr. 19. 574.)
33a. Bresler, Neuere Arbeiten über Tetanus. Halle a. S. 1915.
34. Bruce, Behandlung des Tetanus. Brit. Med. Journ. 1915. (Ref. Deutsche med. Wochenschr. 1915. Nr. 48. 1434.)
34a. Brünjes, Zur Kasuistik des Spättetanus nach Schußverletzungen. Inaug.-Diss. Marburg 1917.
35. Brunner, Kopftetanus. Beitr. z. klin. Chir. **9, 10** u. **11**.
35a. — Erdinfektion und Antiseptik. Zentralbl. f. Chir. 1915. Nr. 32.
35b. — Handbuch der Wundbehandlung. Neue deutsche Chir. **20**. Stuttgart 1916.
36. Brüning, Tetanus. Disk. Verhandl. d. Kriegschirurgentagung i. Brüssel. 7. April 1915. Beitr. z. klin. Chir. **96**, 4. kriegschir. Heft. 453. 1915.
36a. Brunzel, Über lokal beschränkten Tetanus. Berl. klin. Wochenschr. 1916. Nr. 40.
36b. Bungart, Disk. zu Stauff. Verein. niederrhein.-westfäl. Chirurgen. 22. Aug. 1916. (Ref. Zentralbl. f. Chir. 1916. Nr. 46. 916.)
37. Burckhardt, Wandlungen der chirurgischen Anschauungen durch die Erfahrungen des Krieges. Med. Gesellsch. Berlin. 9. Febr. 1916. (Ref. Med. Klin. 1916. Nr. 9. 249.)
38. Bürgi, Das Magnesium als Mittel gegen Tetanus und als Narkotikum. Jahresk. f. ärztl. Fortbild. Augustheft 1915.
39. Cahen, Tetanus. Disk. Kriegsärztl. Abende Köln. Brief aus Köln. Münch. med. Wochenschr. 1914. Nr. 48. 2329.
39a. Callomon, Serumexanthem mit Grünsehen nach Einspritzung von Tetanusantitoxin. Med. Klin. 1915. Nr. 27. 752.
40. Chiari, Beitrag zur Prognose und Therapie des Wundstarrkrampfes. Wien. klin. Wochenschr. 1915. Nr. 3. 61.
41. — Tetanus. Disk. Vereinig. d. kriegsärztl. besch. Ärzte Straßburgs. 4. u. 6. März 1915. (Ref. Deutsche med. Wochenschr. 1915. Nr. 33. 995.)
41a. Clément, Observation à l'hôpital militaire de Besançons. Soc. de méd. du canton de Fribourg. (Ref. Korrespondenzbl. f. Schweizer Ärzte. 1915. Nr. 21.)
42. Cloetta, Über das Wesen der Magnesiumnarkose. Korrespondenzbl. f. Schweiz. Ärzte. 1915. 3. (Ref. Zentralbl. f. Chir. 1915. Nr. 13. 209.)
42a. Conkey Mac (Prophylaxe des Tetanus), Brit. med. Journ. 11. Dez. 1915. (Ref. Deutsche med. Wochenschr. 1916. Nr. 7. 207.)
43. Croce, Tetanus. Ärztl Verein. Essen a. Ruhr. 20. Dez. 1914. (Ref. Berl. klin. Wochenschr. 1915. Nr. 7. 169.)
44. Czaplewski, Tetanus. Disk. Kriegsärztl. Abende Köln. Briefe aus Köln. Münch. med. Wochenschr. 1914. Nr. 48. 2329.
45. Czerny, Zur Therapie des Tetanus. Deutsche med. Wochenschr. 1914. Nr. 44 u. 45. 1904 u. 1933.
45a. — Einleitung in die Kriegschirurgie. Deutsche med. Wochenschr. 1914. Nr. 40.

45b. Davis and Hilton, Trench foot tetanus. Journ. of Amer. Med. Assoc. **66**, 25. (1916). (Ref. Zentralbl. f. Chir. 1917. Nr. 11. 230.)
46. Debeughel, Tetanus. Kriegsärztl. Abend. Namur. 7. u. 21. Nov. 1914. (Ref. Deutsche med. Wochenschr. 1914. Nr. 51. 2116.)
47. Deneke, Tetanus. Disk. Ärztl. Verein Hamburg. 1. Dez. 1914. (Ref. Deutsche med. Wochenschr. 1915. Nr. 19. 574.)
48. Dieckmann, Zur Behandlung des Tetanus. Inaug.-Diss. Berlin 1915.
48a. Doberer, Über Spättetanus. Wien. klin. Wochenschr. 1917. Nr. 1.
49. Dreyfus, Referat über Tetanusbehandlung. Ärztl. Verein Frankfurt a. M. 21. Sept. 1914. Med. Klin. 1914. Nr. 47. 1723 und Münch. med. Wochenschr. 1914. Nr. 47. 2282.
50. — Die Behandlung des Tetanus. Berlin 1914.
51. — Magnesiumsulfatbehandlung. Therap. Monatsh. 1915. Nr. 28. 692.
52. — und Unger, Die kombinierte Antitoxinüberschwemmungs- und Narkosetherapie des Tetanus. Münch. med. Wochenschr. 1914. Nr. 51. F. B. 20. 2417.
53. Drüner, Tetanus. Disk. Verhandl. d. Kriegschirurgentagung i. Brüssel. 7. April 1915. Beitr. z. klin. Chir. **96**, 4. kriegschir. Heft. 448. 1915.
54. Dubs, Zur Serumprophylaxis bei Tetanus traumaticus. Korrespondenzbl. f. Schweiz. Ärzte. 1915. 20. (Ref. Zentralbl. f. Chir. 1915. Nr. 47. 838.)
55. Durlacher, Behandlung von Tetanus traumaticus mit serösem Transsudat der Bauchhöhle. Münch. med. Wochenschr. 1914. Nr. 42. F. B. 11. 2116.
56. Eberhart, Tetanus. Disk. Kriegsärztl. Abende Köln. Brief aus Köln. Münch. med. Wochenschr. 1914. Nr. 48. 2329.
56a. Edel, Erfahrungen mit dem billigen Wundstreupulver Chlorkalk-Bolus alba. Deutsche med. Wochenschr. 1915 Nr. 21.
57. Ehrlich, Die Antitoxinbehandlung des Tetanus. Münch. med. Wochenschr. 1915. Nr. 30. F. B. 30. 1036 und Impfstoffe und Heilsera. Therap. Monatsh. Jan. 1915.
57a. v. Eiselsberg, Zur Wundbehandlung in Kriegszeiten. Wien. klin. Wochenschr. 1915. Nr. 6. 165.
58. v. Eisler, Über Immunisierung mit durch Formaldehyd verändertem Tetanustoxin. Wien. klin. Wochenschr. 1915. Nr. 45. 1223.
59. — und Löwenstein, Immunisierung mit Tetanustoxin-Antitoxingemischen. **75**, 4. Zentralbl. f. Bakt. 1915. (Ref. Deutsche med. Wochenschr. 1915. Nr. 11. 323.)
59a. Els, Über die Schußfrakturen langer Röhrenknochen und ihre Behandlung in den Heimatlazaretten. Münch. med. Wochenschr. 1915. Nr. 5. F. B. Nr. 5. 65.
60. Enderlen, Tetanus. Disk. Lille, Kriegschir. Abend. 13. Jan. 1915. (Ref. Med. Klin. 1915. Nr. 7. 201.)
61. — Erfahrungen eines beratenden Chirurgen. Beitr. z. klin. Chir. **98**, 13. kriegschir. Heft. 419—421. 1916.
62. Eppenstein, Serumexanthem nach Tetanusantitoxininjektion. Wien. klin. Wochenschrift. 1915. Nr. 34. 917.
63. Espeut, Tetanus. Disk. Kriegsärztl. Abend i. d. Festung Metz. 26. Okt. 1914. (Ref. Deutsche med. Wochenschr. 1914. Nr. 48. 2024.)
64. Eunike, Über Tetanus nach Schußverletzungen. Münch. med. Wochenschr. 1914. Nr. 43. F. B. 12. 2147.
65. — Zur Tetanusbehandlung mit Magnesiumsulfat. Münch. med. Wochenschr. 1914. Nr. 45. F. B. 14. 2225.
66. Ewald, Anaphylaxie nach Tetanusantitoxin. Kriegsärztl. Abend Berlin. 2. Febr. 1915. (Ref. Deutsche med. Wochenschr. 1915. Nr. 8. 237.)
67. Exner, Tetanus. Disk. K. K. Gesellsch. d. Ärzte Wien. 27. Nov. 1914. (Ref. Med. Klin. 1915. Nr. 2. 56.)
68. Fahr, Tetanus. Disk. Ärztl. Verein Hamburg. 1. Dez. 1914. (Ref. Deutsche med. Wochenschr. 1915. Nr. 19. 574.)
69. Falk, Zur Behandlung des Tetanus mit subkutanen Magnesiuminjektionen. Deutsche med. Wochenschr. 1914. Nr. 35 u. 44. 1689 u. 1909.
70. Faust, Vorstellung eines Falles von chronischem Tetanus. Gesellsch. f. Natur- u. Heilk. Dresden. 2. Okt. 1915. (Ref. Münch. med. Wochenschr. 1916. Nr. 3. 92.)
71. Frangenheim, Tetanus. Disk. Verhandl. d. Kriegschirurgentagung i. Brüssel. 7. April 1915. Beitr. z. klin. Chir. **96**, 4. kriegschir. Heft. 445. 1915.

72. Fraenkel, Tetanus. Disk. Ärztl. Verein Hamburg. 1. Dez. 1914. (Ref. Deutsche med. Wochenschr. 1915. Nr. 19. 574.)
72a. Fränkel, Vorschläge zur subduralen intrakraniellen Heilserumtherapie bei Tetanus. Münch. med. Wochenschr. 1917. Nr. 7. F. B. 7. 232.
73. Frank, Tetanus. Disk. Kriegsärztl. Abende Köln. Brief aus Köln. Münch. med. Wochenschr. 1914. Nr. 48. 2329.
74. Franz, Tetanus. Disk. Verhandl. d. Kriegschirurgentagung i. Brüssel. 7. April 1915. Beitr. z. klin. Chir. Bd. **96**, 4. kriegschir. Heft. 439. 1915.
75. Freund, Zum anaphylaktischen Shock im Verlaufe der Tetanusbehandlung. Beitr. z. klin. Chir. **98**, 11. kriegschir. Heft. 269. 1915.
76. Friedberger, Tetanus. Disk. Lille, kriegschir. Abend. 6. und 13. Jan. 1915. (Ref. Med. Klin. 1915. Nr. 6 u. 7. 174 u. 201.)
77. Fröhlich und Meyer, Untersuchungen über den Tetanus. Arch. f. exper. Pharm. u. Path. **79**, Heft 1. 1915. (Ref. Berl. klin. Wochenschr. 1915. 55. Nr. 42. 1099.)
77a. — Über die Muskelstarre bei der Tetanusvergiftung. Münch. med. Wochenschr. 1917. Nr. 9. F. B. Nr. 9. 289.
78. Frost, Über den Tetanus im Kriege. Inaug.-Diss. Berlin 1914.
78a. Fuchs, Zur Klinik des Tetanus. Mitteil. a. d. Grenzgeb. d. Med. u. Chir. **29**, 3. (1917).
79. Füth, Wundstarrkrampf (Referat). Kriegsärztl. Abend i. d. Festung Metz. 26. Okt. 1914. (Ref. Deutsche med. Wochenschr. 1914. Nr. 48. 2024.)
80. Gasch, Behandlung des Tetanus. Wissenschaftl. Abend d. Sanitätsoff. der 1. G.-I.-Div. Achiet le Grand. 17. Febr. 1915. (Ref. Deutsche med. Wochenschr. 1915. Nr. 11. 330.)
81. Gelinsky, Tetanus. Disk. Verhandl. d. Kriegschirurgentagung i. Brüssel. 7. April 1915. Beitr. z. klin. Chir. **96**, 4. kriegschir. Heft. 444. 1915.
82. Gensler, Magnesiumsulfat. Arch. f. exper. Path. u. Pharm. **78**, 916. 1915.
82a. Gerhard, Ein Fall von Tetanus. Würzb. Ärzteabend. April 1914. (Ref. Münch. med. Wochenschr. 1914. 1315.)
82b. Gerwiener, Über chronischen Tetanus. Münch. med. Wochenschr. 1916. Nr. 35. 1257.
82c. Getzowa, Path.-anat. Rückenmarksbefunde bei Magnesiumsulfatbehandlung des Tetanus. Med.-pharm. Bezirksverein. Bern 1914. (Ref. Korrespondenzbl. f. Schweizer Ärzte. 1914. 725.)
83. Geuer, Tetanus. Disk. Kriegsärztl. Abende Köln. Brief aus Köln. Münch. med. Wochenschr. 1914. Nr. 48. 2329.
84. Ghon, Über Infektionen mit anaeroben Mikroorganismen. Wien. klin. Wochenschr. 1916. Nr. 16.
84a. Glücksthal, Ungewöhnlich lange Inkubation und Rezidive bei Tetanus. Wien. med. Wochenschr. 1916. Nr. 46. (Ref. Deutsche med. Wochenschr. 1916. Nr. 49. 1527.)
85. Goecke, Tetanus. Disk. Kriegsärztl. Abende Köln. Brief aus Köln. Münch. med. Wochenschr. 1914. Nr. 48. 2329.
86. Goldscheider, Klinische Beobachtungen über Tetanus im Felde. Berl. klin. Wochenschrift. 1915. Nr. 10 u. 11. 229 u. 268.
87. Gottlieb und Freund, Experimentelle Studien zur Serumtherapie des Tetanus. Münch. med. Wochenschr. 1916. Nr. 21. 741.
87a. Grote, Zur Frage des Blutbefundes bei Tetanus. Deutsche med. Wochenschr. 1916. Nr. 31. 938.
88. Grundmann, Meine Beobachtungen über Tetanus im Frieden und im Felde. Berl. klin. Wochenschr. 1915. Nr. 8. 180.
89. Gundermann, Kriegschirurgischer Bericht aus der Gießener Klinik über die ersten 5 Monate des Krieges. Beitr. z. klin. Chir. **97**, 9. kriegschir. Heft. 1915.
90. Häberlin, Jodtinktur und Tetanus. Korrespondenzbl. f. Schweiz. Ärzte. 1915. Nr. 32. (Ref. Deutsche med. Wochenschr. 1915. Nr. 35. 1050.)
91. Hamburger, Theoretisches zur Antitoxinbehandlung des Tetanus. Wien. klin. Wochenschr. 1916. Nr. 2. (Ref. Zentralbl. f. Chir. 1916. Nr. 16. 334.)
92. Hammer, Ein auf den linken Plexus lumbalis lokalisierter Fall von Tetanus. Münch. med. Wochenschr. 1915. Nr. 32. F. B. 32. 1098.
93. Happel, Zur Lehre vom Wundstarrkrampf. Münch. med. Wochenschr. 1915. Nr. 30. F. B. 30. 1030.

94. Harf, Tetanus lateralis. Berl. klin. Wochenschr. 1915. Nr. 16. 412.
95. Heddäus, Beiträge zur Heilserumbehandlung des Tetanus. Münch. med. Wochenschrift. 1914. Nr. 44. F. B. 13. 2186. und Kriegschir. Abend in Heidelberg. (Ref. Münch. med. Wochenschr. 1914. Nr. 40. 1695.)
95a. — Noch einmal die Behandlung des Tetanus traumaticus. Med. Klin. 1917. Nr. 10. 279.
95b. Heichelheim, Über einen Fall von Tetanusrezidiv nach 5 Monaten. Münch. med. Wochenschr. 1916. Nr. 47. F. B. 47. 1681. u. ärztl. Verein. Frankfurt a. M. 18. Sept. 1916. (Ref. Med. Klin. 1916. Nr. 42. 1113.)
96. Heile, Praktische Gesichtspunkte bei der Behandlung des Tetanus. Berl. klin. Wochenschr. 1915. Nr. 7. 150.
97. Heisler, Vorschlag zur Verhütung der Tetanusgefahr durch intensive Luftbeströmung. Münch. med. Wochenschr. 1914. Nr. 52. F. B. 21. 2453.
97a. Hempl u. Reymann, Über das Verschwinden des Tetanusantixon aus dem Blut. Wiener klin. Wochenschr. 1917. Nr. 8.
98. Hercher, Anwendung von intravenösen Äther-Kochsalzinfusionen bei Tetanus. Münch. med. Wochenschr. 1915. Nr. 33. F. B. 33. 1126.
98a. Heusner, Die bisherigen Erfolge der Quarzlampenbestrahlung bei der Behandlung des Wundstarrkrampfes. Deutsche militärärztl. Zeitschr. 1916. Heft 11 u. 12. (Ref. Deutsche med. Wochenschr. 1916. Nr. 31. 960.)
99. Heuß, Tetanus. Disk. Kriegsärzte-Abend Namur. 7. u. 21. Nov. 1914. (Ref. Deutsche med. Wochenschr. 1914. Nr. 51. 2116.)
100. Higier, Intralumbale Injektionen von schwefelsaurem Magnesium bei Tetanus. Myelitis tetanica. Deutsche Zeitschr. f. Nervenheilk. 54,5. 1916. (Ref. Münch. med. Wochenschr. 1916. Nr. 17. 607.)
100a. Hildebrand, Kriegschirurgische Erfahrungen und Beobachtungen im Felde und in der Heimat. Samml. klin. Vorträge. N. F. Nr. 726/27. Chir. Nr. 196/97. Leipzig 1917.
101. Hinterstoisser, Wundstarrkrampf Wien. klin. Wochenschr. 1915. Nr. 7. 175.
102. Hochhaus, Erfahrungen über die Behandlung des Tetanus. Münch. med. Wochenschrift 1914. Nr. 46. F. B. 15. 2253. u. Kriegsärztl. Abend Köln, 14. Mai 1916 (chron. Tetanus). c. Gerwiener.
103. Hohmeier, Über Behandlung des Tetanus. Ärztl. Verein Marburg 19. 11. 1914. (Ref. Münch. med. Wochenschr. 1915. Nr. 5. 160.)
103a. Holer, Wiss. Ges. d. Ärzte in Böhmen. Wien. klin. Wochenschr. 1916. 211.
103b. ten Horn, Tetanusbehandlung. Tijdschr. voor Geneesk. 7. Oct. 1916. (Ref. Deutsche med. Wochenschr. 1916. Nr. 49. 1527.)
103c. Holz, Ärztliche Erfahrungen aus einem deutschen Reservelazarett. Korrespondenzbl. f. Schweizer Ärzte 1915. Nr. 1.
104. Hotz, Tetanus. Disk. Med. Gesellsch. Freiburg i. Br. 28. 1. 15. (Ref. Med. Klin. 1915. Nr. 27. 765.)
105. Hufnagel, Prophylaktische Tetanusimpfungen. Kriegsärztl. Abend Namur 7. u. 21. 11. 1914. (Ref. Deutsche med. Wochenschr. 1914. Nr. 51. 2116 und Kurze feldärztl. Mitteilung. 2102.)
106. Huismans, Tetanus. Disk. Kriegsärztl. Abend Köln. Brief aus Köln. Münch. med. Wochenschr. 1914. Nr. 48. 2329.
107. Irons, Tetanus and antitetanic Serum with note on the complications and late death in tetanus. The journ. of the Amer. med. Assoc. 1915. 19. (Ref. Med. Klin. 1915. Nr. 31. 872.)
108. Issekutz, Kombinierte Wirkung des Magnesiumsulfats mit verschiedenen Narcoticis. Therap. Monatsh. 1915. Nr. 7. 379.
109. Jacobsthal, Zur Vorbeugung des Starrkrampfes im Heere. Münch. med. Wochenschrift 1914. Nr. 41. F. B. 10. 2079.
110. — Tetanus. Disk. Ärztl. Verein Hamburg 1. 12. 1914. (Ref. Deutsche med. Wochenschrift 1915. Nr. 19. 574.)
111. — und da Rocha-Lima, Tetanus. Disk. Ärztl. Verein Hamburg 17. 11. 1914. (Ref. Deutsche med. Wochenschr. 1915. Nr. 18. 542.)

112. Jacobsthal und Tamm, Abtötung der Tetanuskeime am Orte der Infektion durch ultraviolettes Licht. Münch. med. Wochenschr. 1914. Nr. 48. F. B. 17. 2324.
113. — — Tetanus. Disk. Ärztl. Verein Hamburg 17. 11. 1914. (Ref. Deutsche med. Wochenschr. 1915. Nr. 18. 542.)
114. Jehn, Die Behandlung schwerster Atmungskrämpfe beim Tetanus durch doppelseitige Phrenikotomie. Münch. med. Wochenschr. 1914. Nr. 40. F. B. 9. 2048.
115. Jesionek, Lichtbehandlung des Tetanus. Münch. med. Wochenschr. 1915. Nr. 9. F. B. 9. 305.
116. Jochmann, Über Tetanus. Kriegsärztl. Abend. Berlin 22. 9. 1914. (Ref. Med. Klin. 1914. Nr. 40. 1553.)
117. — Wundinfektionskrankheiten: Tetanus (klin. Vortrag). Deutsche med. Wochenschr. 1914. Nr. 43 und Vortr. über prakt. Therap. V, 12. Leipzig 1915.
118. Kafka, Tetanus. Disk. Ärztl. Verein Hamburg 1. 12. 1914. (Ref. Deutsche med. Wochenschr. 1915. Nr. 19. 574.)
118a. Kalb, Über suprasymphysäre Cystotomie. Deutsche Zeitschr. f. Chir. 1917. **140.** H. 3—4. 193.
118b. Kaposi, Über Spättetanus. Wien. klin. Wochenschr. 1917. Nr. 8.
119. Kappis, Kriegschirurgische Erfahrungen aus Feldlazaretten. Med. Gesellsch. Kiel 26. 2. 1916. (Ref. Berl. klin. Wochenschr. 1916. Nr. 14. 381.)
119a. Kaspar, Beitrag zur Kenntnis der Serumanaphylaxie beim Menschen nach prophylaktischer Tetanusantitoxininjektion. Wien. med. Wochenschr. 1916. Nr. 49. (Ref. Med. Klin. 1916. Nr. 52. 1375.)
120. Kathariner, Zur Behandlung des Tetanus. Ref. von Bazy. Mitt. d. Akad. d. Wiss. Paris 14. 12. 1914. Münch. med. Wochenschr. 1915. Nr. 11. F. B. 390.
120a. — Latente Infektionsträger in bereits vernarbten Wunden. Ref. von Lacène und Frouin. Akad. d. Wiss. Paris. 8. 5. 1916. Münch. med. Wochenschr. 1916. Nr. 27. F. B. 27. 980.
121. Kausch, Tetanus. Disk. Verh. d. Kriegschirurgentagung. Brüssel 7. 4. 1915. Beitr. z. klin. Chir. **96**, 446. 1915. 4. Kriegschir. Heft.
122. Kellermann, Typhusschutzimpfung. Tetanusbehandlung. Münch. med. Wochenschr. 1914. Nr. 52. F. B. 21. 2453.
123. Kempf, Die Behandlung des Tetanus mit endoneuraler Seruminjektion und Nervendrainage. Arch. f. klin. Chir. **106**, 769. (1915).
123a. Kilner, Antitoxinbehandlung eines Falles von Tetanus. Brit. med. Journ. 8. Jan. 1916. (Ref. Deutsche med. Wochenschr. 1916. Nr. 8. 239.)
124. Kirchmayr, Zur intravenösen Antitoxinbehandlung des Wundstarrkrampfes. Münch. med. Wochenschr. 1914. Nr. 37. F. B. 6. 1955.
125. Klaußner, 3. Kriegsbrief. Münch. med. Wochenschr. 1914. Nr. 48. F. B. 17. 2325.
126. Klein, Geheilter Tetanusfall. K. k. Gesellsch. d. Ärzte Wien 27. 11. 1914. (Ref. Münch. med. Wochenschr. 1915. Nr. 1. 24.)
127. Klieneberger, Klinische Erfahrungen über Tetanus auf dem westlichen Kriegsschauplatz. Berl. klin. Wochenschr. 1915. Nr. 32. 842.
128. Klinck, Wundstarrkrampf (Korreferat). Kriegsärztl. Abend i. d. Festung Metz 26. 10. 1914 u. 21. 9. 1915. (Ref. Deutsche med. Wochenschr. 1914. Nr. 48. 2024 u. 1915. Nr. 52. 1563.)
128a. Knippen, Erfahrungen über Tetanus. Schmidts Jahrb. 1915. **321**, 2. 77.
129. Kobert, Über die subkutane Methode der Narkose durch Magnesiumsalze (Sulfat und Glyzerophosphat). Deutsche med. Wochenschr. 1915. Nr. 37. 1090.
130. Kocher, Behandlung schwerer Tetanusfälle. Deutsche med. Wochenschr. 1914. Nr. 46 u. 47. 1953 u. 1981.
131. — Zur Tetanusbehandlung. Korrespondenzbl. f. Schweiz. Ärzte 1915. Nr. 40. 1249. Auch 1915. Nr. 15. (Ref. Zentralbl. f. Chir. 1915. Nr. 48. 855. bzw. 853.)
132. Köhler, Über Kontaktübertragung des Tetanus. Deutsche militärärztl. Zeitschr. 1914. Heft 24. (Ref. Zentralbl. f. Chir. 1915. Nr. 5. 72.)
133. Kolle, Die Erzeugung passiver Immunisierung bei Verwundeten: Tetanusimmunisierung. (Ref. Lille. Kriegschir. Abend 6. 1. 1915.) (Ref. Med. Klin. 1915. Nr. 6. 174 u. Schlußwort 1915. Nr. 7. 201.)
134. — Tetanus. Disk. Verh. d. Kriegschirurgentagung. Brüssel 7. 4. 1915. Beitr. z. k.lin. Chir. **96**, 450. 1915. 4. Kriegschir. Heft.

134a. Koerber, Über einige chirurgische Hauptgesichtspunkte bei unserer bisherigen Feldlazarettätigkeit. Münch. med. Wochenschr. 1915. Nr. 29. 993.
135. Körte, Tetanus. Disk. Verhandl. d. Kriegschirurgentagung. Beitr. z. klin. Chir. **96**, 449. 1915. 4. Kriegschir. Heft.
136. Kossel, 25. Jahre antitoxischer Serumtherapie. Deutsche med. Wochenschr. 1915. Nr. 49. 1445.
137. Kotzenberg, Tetanus. Disk. Ärztl. Verein Hamburg 17. 12. 1914. (Ref. Deutsche med. Wochenschr. 1915. Nr. 18. 542.)
137a. Kras, Über ein neues Tetanusheilverfahren. Wien. klin. Wochenschr. 1912. Nr. 2. 28.
138. Kreuter, Über einige praktisch wichtige Gesichtspunkte in der Tetanusfrage. Münch. med. Wochenschr. 1914. Nr. 40. F. B. 9. S. 2045.
139. — Bericht über 31 Tetanusfälle nach Kriegsverletzungen, einheitlich intraspinal und intravenös mit Serum behandelt. Münch. med. Wochenschr. 1914. Nr. 46. F. B. 15. 2255.
139a. — Die moderne Behandlung des Tetanus. Beitr. z. Klin. d. Infektionskr. u. z. Immunitätsf. **5**, 1. 1916. 189. (Lit.: 392 Nr.)
140. Kroh, Kriegschirurgische Erfahrungen einer Sanitätskompagnie. Beitr. z. klin. Chir. **97**, (1915). 8. Kriegschir. Heft.
141. Krönig, Tetanus. Disk. Med. Gesellsch. Freiburg i. Br. 28. 1. 1915. (Ref. Med. Klin. 1915. Nr. 27. 765.)
141a. Krynski, Was hat uns ein Jahr Feldchirurgie gelehrt? Gazeta lek. 1915. Nr. 43 u. 44. (Ref. Zentralbl. f. Chir. 1917. Nr. 22. 479.)
142. Kühn, Über die Behandlung des Tetanus mit Luminal. Münch. med. Wochenschr. 1914. Nr. 46. F. B. 15. 2260.
143. — Tetanus. Disk. Kriegsärztl. Abend Köln. Brief aus Köln. Münch. med. Wochenschrift 1914. Nr. 48. 2329.
143a. — Über 11 Fälle von Wundstarrkrampf. Monatsschr. f. Unfallheilk. 1914. Nr. 12. 382.
144. Kümmell, Wundinfektion, insbes. Wundstarrkrampf und Gasbrand (Verhütung durch primäre Wundversorgung). 1. Der Tetanus. Bericht und Schlußwort. Als Berichterstattung der 4. Kriegschirurgentagung. Brüssel 7. 4. 1915. Beitr. z. klin. Chir. **96**. 421 u. 451, 1915. 4. Kriegschir. Heft.
145. — Die Erfolge der Schutzimpfung gegen Wundstarrkrampf. Berl. klin. Wochenschr. 1916. Nr. 16.
146. Kurzak, Tetanus. Disk. Kriegsärztl. Abende Köln. Brief aus Köln. Münch. med. Wochenschr. 1914. Nr. 48. 2329.
147. Küster, Tetanus. Disk. Kriegsärztl. Abend Köln. Brief aus Köln. Münch. med. Wochenschr. 1914. Nr. 48. 2329.
148. v. Kutscha, Tetanus. Disk. K. k. Gesellsch. d. Ärzte Wien 15. 10. 1915. (Ref. Med. Klin. 1915. Nr. 45. 1249.)
149. Laewen, Tetanus. Disk. Lille, Kriegschir. Abend 13. 1. 1915. (Ref. Med. Klin. 1915. Nr. 7. 201.)
149a. — und Hesse, Bakterienbefunde bei frischen Kriegsschußverletzungen und ihre klinische Bedeutung. Münch. med. Wochenschr. 1916. Nr. 19. F. B. 19.
149b. Lavaran, ref. Kathariner, Über das verspätete Auftreten des Wundstarrkrampfes. Münch. med. Wochenschr. 1916. Nr. 47. 1668.
150. Lecène und F. Trouin, Latente Infektionsträger in bereits vernarbten Wunden. Akad. d. Wissensch. Paris 8. 5. 1916. (Ref. Münch. med. Wochenschr. 1916. Nr. 27. 980.)
151. Lehmann, Tetanus. Disk. Ärztl. Verein Frankfurt a. M. 21. 9. 1914. (Ref. Münch. med. Wochenschr. 1914. Nr. 47. 2282.)
152. Lentz, Tetanusbehandlung. 4. Kriegsärztl. Abend i. d. Festung Metz 24. 11. 1914. (Ref. Deutsche med. Wochenschr. 1914. Nr. 51. 2115.)
152a. Leopold, Über den jetzigen Stand der Schutzimpfungen. Zeitschr. f. Krankenpfl. u. klin. Ther. 1916. Nr. 3. (Ref. Zentralbl. f. Chir. 1917. Nr. 4. 83.)
152b. Lesage und de Montille, Behandlung des Tetanus. Med. Verein. d. franz. 6. Armee. 20. 10. 1915. (Ref. Deutsche med. Wochenschr. 1916. Nr. 10. 303.)
153. Leschke, Erfahrungen über die Behandlung der Kriegsseuchen. Berl. ver. ärztl. Gesellsch. 19. 5. 1915. (Ref. Münch. med. Wochenschr. 1915. Nr. 22. 750.)
154. Lewandowsky, Zur Behandlung des Tetanus. Deutsche med. Wochenschr. 1914.

Nr. 50. 2060 u. Disk. Berl. Gesellsch. f. Psych. u. Nervenkrankh. 9. 11. 1914. (Ref. Berl. klin. Wochenschr. 1914. Nr. 52. 1965.)
155. Lexer, Tetanus. Disk. Verhandl. d. Kriegschirurgentagung. Brüssel 7. 4. 1915. Beitr. z. klin. Chir. **96**, 448. 1915. 4. Kriegschir. Heft.
155a. Leyden, Ther. d. Gegenw. 1901. Heft 8.
156. Liebold, Beitrag zur Tetanusbehandlung. Münch. med. Wochenschr. 1915. Nr. 20. F. B. 20. 697.
156a. van Lier, Intradurale Magnesium-Injektionen. Beitr. z. klin. Chir. **103**, 5. 29. kriegschir. Heft. (1916.)
157. Lossen, Ein Tetanusfall. Deutsche med. Wochenschr. 1916. Nr. 2. 46.
157a. — Ein Fall von Spättetanus. Münch. med. Wochenschr. 1916. Nr. 50. F. B. 50. 1778.
158. Lotheißen, Heilung von Tetanus. K. k. Gesellsch. d. Ärzte Wien. 15, 10. 1915. (Ref. Med. Klin. 1915. Nr. 45. 1249. u. Münch. med. Wochenschr. 1915. Nr. 46. 1580.)
158a. Lövi, Münch. med. Wochenschr. 1915. 507.
159. Löwenstein, Über Tetanusschutzimpfung. Wien. klin. Wochenschr. 1916. Nr. 17. (Ref. Med. Klin. 1916. Nr. 20. 546. Münch. med. Wochenschr. 1916. Nr. 21. 757. Centralbl. f. Chir. 1916. Nr. 27. 555.)
160. Löwy, Zur Tetanusimmunität des Menschen. Wien. klin. Wochenschr. 1915. Nr. 47. 1289.
160a. Lumière und Astier, Über die Beziehungen zwischen Frostwunden und Tetanus. Akad. d. Wiss. Paris. 27. 11. 1916. (Ref. Münch. med. Wochenschr. 1917. Nr. 7. 223.)
161. Madelung, Wirkung des Tetanusantitoxins. Vers. d. kriegsärztl. beschäftigten Ärzte Straßburgs 1. 9.—6. 10. 1914. (Ref. Deutsche med. Wochenschr. 1914. Nr. 44. 1926.)
162. — Über Tetanus von Kriegsverwundeten. Münch. med. Wochenschr. 1914. Nr. 52. F. B. 21. 2441.
163. — Tetanus. Disk. Vers. d. kriegsärztl. beschäftigten Ärzte Straßburgs 9. u. 16. 3. 1915. (Ref. Deutsch. med. Wochenschr. 1915. Nr. 33. 995.)
163a. — Kriegsärztliche Erfahrung in England und Frankreich. Münch. med. Wochenschrift 1915. Nr. 11. F. B. Nr. 11. 177.
164. Mansfeld, Magnesiumsulfat. Pflügers Arch. 1915.
165. — Experimentelle Untersuchungen über Wesen und Aussicht der Tetanustherapie mit Magnesiumsulfat. Münch. med. Wochenschr. 1915. Nr. 6. F. B. 6. 208.
165a. Markwalder, Experimentelle Untersuchung über Therapie des Wundstarrkrampfes mit intravenöser Magnesiuminfusion. Zeitschr. f. d. ges. exp. Med. **5**, 3. 150. (1916.)
166. Martin, Tetanus. Disk. Kriegsärztl. Abende Köln. Brief aus Köln. (Ref. Münch. med. Wochenschr. 1914. Nr. 48. 2329.)
167. Marwedel, Einige Betrachtungen über die Wundinfektionen des jetzigen Krieges. Münch. med. Wochenschr. F. B. 1916. Nr. 27. 982.
168. Matthes, Tetanus. Disk. Ärztl. Verein Marburg 19. 11. 1914. (Ref. Münch. med. Wochenschr. 1915. Nr. 5. 160.)
169. Matti, Ergebnisse der bisherigen kriegschirurgischen Erfahrungen (Tetanus). Deutsche med. Wochenschr. 1915. Nr. 51 u. 52. 1516 u. 1546.
170. Melchior, Über den Begriff der ruhenden Infektion in seiner Bedeutung für die Chirurgie. Berl. klin. Wochenschr. 1915. Nr. 5.
170a. — Klinische Beiträge zur Kenntnis der ruhenden Infektion. Beitr. z. klin. Chir. **103**, 2. (1916.)
171. Meltzer, Magnesiumsulfat bei Tetanus. Münch. med. Wochenschr. 1914. Nr. 43. F. B. 12. Berl. klin. Wochenschr. 1915. Nr. 11.
172. — Magnesiumsulfat bei Tetanus. Berl. klin. Wochenschr. 1915. Nr. 11. 261.
173. — und Auer, Magnesiumsulfatbehandlung. Therap. Monatsschr. 1915. 55.
174. Menzer, Tetanus. Disk. Lille, Kriegschir. Abend 13. 1. 1915. (Ref. Med. Klin. 1915. Nr. 7. 201.)
175. — Tetanus. Disk. Verhandl. d. Kriegschirurgentagung. Brüssel 7. 4. 1915. Beitr. z. klin. Chir. **96**, 447. 1915. 4. Kriegschir. Heft.
176. — Zur Tetanusfrage. Dentsche med. Wochenschr. 1916. Nr. 8. 218.
177. Mertens, Notizen zur Tetanusfrage. Münch. med. Wochenschr. 1915. Nr. 15. F. B. 15. 534.
178. Meyer, Tetanus. Verhandl. d. kriegsärztl. beschäftigten Ärzte Straßburgs 9. u. 16. 3. 1915. (Ref. Deutsche med. Wochenschr. 1915. Nr. 33. 994.)

179. Meyer (Heidelberg). Die intraneurale Injektion von Tetanusantitoxin bei lokalem Tetanus. Berl. klin. Wochenschr. 1915. Nr. 37. 975.
180. — Serum treatment of tetanus; report of a case. Therap. Gaz. **39**, Nr. 1. Januar 1915. 22. (Ref. Zentralbl. f. Chir. 1915. Nr. 16. 264.)
180a. — und Weiler, Über Muskelstarre und Koordinationsstörung bei Tetanus. Münch. med. Wochenschr. 1916. Nr. 43. F. B. 43. 1525. und Unterelsäss. Ärzteverein in Straßburg 8. 7. 1916. (Ref. Deutsche med. Wochenschr. 1916. Nr. 52. 1619.)
181. Mönckeberg, Pathologisch-anatomische Beobachtungen aus Reservelazaretten. Münch. med. Wochenschr. 1915. Nr. 2. F. B. 2. 61.
182. Morgenroth und Tugendreich, Die Desinfektionswirkung von Chinaalkaloiden auf Streptokokken. Berl. klin. Wochenschr. 1916. Nr. 29. 794.
183. Moritz, Tetanus. Disk. Kriegsärztl. Abend Köln. Brief aus Köln. Münch. med. Wochenschr. 1914. Nr. 48. 2329.
184. Most, Zur Frage der rezidivierenden und „ruhenden" Infektion bei Kriegsverletzungen. Münch. med. Wochenschr. 1915. Nr. 34. F. B. 1161.
185. — Kriegschirurgisches aus dem Franzosenlazarett usw. Med. Klin. 1916. Nr. 5. 120.
186. Mühsam, Beitrag zur Behandlung desTetanus. Berl. klin.Wochenschr.1914. Nr.45.1784.
187. Müller, O., (Tübingen), Tetanusfall, im Abklingen begriffen mit zweimaligem anaphylaktischen Schock. Kriegsmed. Abend. Med. Klin. Tübingen, 9. 10. 1914. (Ref. Münch. med. Wochenschr. 1914. Nr. 44. 2176.)
188. Müller, E., (Marburg), Einige Ratschläge für die Behandlung des Wundstarrkrampfes. Münch. med. Wochenschr. 1914. Nr. 46. F. B. 15. 2257.
189. Müller, Tetanus. Disk. Wissensch. Abende d. Militärärzte d. Garnison Ingolstadt. 24. u. 30. 10. 1914. (Ref. Deutsche med. Wochenschr. 1914.. Nr. 49. 2054.)
189a. Münch, Verwendung des Tierkohle-Ton- und Chlorkalkpulvers beim ersten Verband im Felde. Münch. med. Wochenschr. 1915. Nr. 22. F. B. Nr. 22.
189b. — Eine einfache Behandlungsmethode bei infizierten Wunden (Chlorkalkbäder). Münch. med. Wochenschr. 1915. Nr. 26.
190. Nicoll, Intraspinal administration of antitoxin in tetanus. Journ. of the amer. med. assoc. **64**. Nr. 24. 1982. 1915. (Ref. Zentralbl. f. Chir. 1915. Nr. 37. 679.)
191. Noeggerath und Schottelius, Serologische Untersuchungen bei Tetanuskranken Münch. med. Wochenschr. 1915. Nr. 38. F. B. 1293 und Über das Serum Tetanuskranker. Med. Gesellsch. Freiburg i. Br. 18. 12. 1914. (Ref. Med. Klin. 1915. Nr. 8. 232 und Münch. med. Wochenschr. 1915. Nr. 39. 1293.)
192. Ortner, Tetanus. Disk. K. k. Gesellsch. d. Ärzte. Wien 27. 11. 1914. (Ref. Med. Klin. 1915. Nr. 2. 56.)
193. Paltauf, Tetanus. Disk. K. k. Gesellsch. d. Ärzte. Wien. 27. 11. 1914. (Ref. Med. Klin. 1915. Nr. 2. 55 u. 56.)
194. — Tetanus. Disk. K. k. Gesellsch. d. Ärzte. Wien, 15. 10. 1915. (Ref. Med. Klin. 1915. Nr. 45. 1249.)
194a. — und Wiesel, Wien. klin. Wochenschr. 1914. 1575.
194b. Pamperl, Chirurgische Tätigkeit in der belagerten Festung Przemysl. Med. Klin. 1915. Nr. 41. 1126.
195. Park und Nicoll. Experiments on the curative value of the intraspinal administration of tetanus-antitoxin. Journ. of the amer. med. assoc. **53**, Nr. 3. 235. 1914. (Ref. Zentralbl. f. Chir. 1915. Nr. 1. 11.)
196. Peiser, Der Tetanus. Ges. Erf. a. d. Kriegsjahre 1914/15 im Reservelazarett Rawitsch. Inaug.-Diss. Breslau 1916.
196a. Pichler, Wasserstoffsuperoxydsalbe zur Behandlung der Kriegsverwundungen. Münch. med. Wochenschr. 1915. Nr. 11. F. B. 11. 385.
197. Piorkowski, Zur Prophylaxe gegen Tetanus. Münch. med. Wochenschr. 1915. Nr. 7. F. B. 7. 238.
197a. Pochhammer, Kritische Betrachtungen zur Pathogenese des Tetanus unter Wertung neuerer Forschungsergebnisse. Mitt. a. d. Grenzgeb. d. Med. u. Chir. **29**, 4 u. 5. 663. (1917.)
198. Pribram, B. O. (Wien), Klinische und therapeutische Erfahrungen über den Tetanus. Berl. klin. Wochenschr. 1915. Nr. 33—35. 865, 896 u. 916.
199. Pribram, H. (Prag), Tetanus traumaticus. Prager med. Wochenschr. 1914. Nr. 44 und 1915. Nr. 10.

199a. Pribram, H., Der Tetanus in den Kriegsjahren 1914—1915. Med. Klin. 1916. Nr. 42 u. 43. 1094 u. 1124.
199b. Pringsheim, Über den Wundstarrkrampf. Med. Klin. 1915. Nr. 43—45. 1190. 1213 u. 1241. (Übersichtsreferat.)
200. Quincke, Tetanus. Disk. Ärztl. Verein Frankfurt a. M. 21. 9. 1914. (Ref. Münch. med. Wochenschr. 1914. Nr. 47. 2282.)
200a. Radlinski, Kriegschirurgisches 1914/1915. Przgl. lek. 1915. Nr. 2. (Ref Zentralbl. f. Chir. 1917. Nr. 22. 480.)
201. Raimann, Tetanus nach Zertrümmerung des rechten Ellenbogengelenks durch ein Schrapnell. K. k. Gesellsch. d. Ärzte. Wien, 7. 5. 1915. (Ref. Berl. klin. Wochenschrift 1915. Nr. 23. 622.)
202. Rehn, Kriegserfahrungen eines beratenden Chirurgen. Beitr. z. klin. Chir. **96**. 116, 1. Kriegschir. Heft 1915.
203. Reingruber, Über die Behandlung des Tetanus mit subkutanen Injektionen von Magnesium sulfuricum. Therap. Monatsh. 1915. 3. 148.
203a. Reinhardt, Über Latenz von Bakterien bei Kriegsverwundungen. Münch. med. Wochenschr. 1916. Nr. 36. F. B. 36. 1304.
204. Relley, Bericht über einen Tetanusfall. The journ. of the amer. med. assoc. **64**, Nr. 10. 1915. (Ref. Med. Klin. 1915. Nr. 24. 681.)
204a. Remmerts (Mißerfolge der Tetanusschutzimpfung), In.-Diss. Berlin 1911.
205. Reumets, Tetanus. Disk. Ärzte-Verein Essen-Ruhr, 20. 12. 1914. (Ref. Berl. klin. Wochenschr. 1915. Nr. 7. 169.)
206. Richter, Geheilter Tetanus. Kriegsärztl. Abend Namur, 7. u. 21. 11. 1914. (Ref. Deutsche med. Wochenschr. 1914. Nr. 51. 2116.)
207. Riehl, Tetanus. Disk. K. k. Gesellsch. d. Ärzte. Wien, 27. 11. 1914. (Ref. Med. Klin. 1915. Nr. 2. 55, und Zur Tetanusbehandlung. Med. Klin. 1915. Nr. 2. 31.)
208. Ritter, Zur Prophylaxe des Tetanus. Berl. klin. Wochenschr. 1915. Nr. 6. 126.
209. — Tetanus. Disk. Verhandl. d. Kriegschirurgentagung. Brüssel 7. 4. 1915. Beitr. z. klin. Chir. **96**, 443. 1915. 4. Kriegschir. Heft.
209a. Robertson, Der gegenwärtige Stand der Behandlung des Tetanus mit Magnesiumsulfat. Arch. of int. med. Mai 1916. (Ref. Berl. klin. Wochenschr. 1916. Nr. 34.955.)
210. v. Romberg, Tetanus. Disk. Kriegsseuchen-Abend d. Münch. ärztl. Vereins, 9. 12. 1914. (Ref. Deutsche med. Wochenschr. 1915. Nr. 1. 32.)
211. Roos, Tetanus. Disk. Med. Gesellsch. Freiburg i. Br. 28. 1. 1915. (Ref. Med. Klin. 1915. Nr. 27. 765.)
212. Rosenkranz, Tetanus. Disk. Kriegsärztl. Abend i. d. Festung Metz, 26. 10. 1914. (Ref. Deutsche med. Wochenschr. 1914. Nr. 48. 2024.)
213. Rosznowski, Einige klinische Beobachtungen über Tetanus und praktische Gesichtspunkte bei seiner Behandlung. Therap. d. Gegenw. 1914. 11. April 1915.
214. v. Rothe, Chirurgie im Kriegslazarett. Beitr. z. klin. Chir. **96**. 203/204, 2. Kriegschir. Heft 1915.
215. Rothfuchs, Zur Behandlung des Tetanus. Münch. med. Wochenschr. 1914. Nr. 46. F. B. 15. 2259.
216. — Tetanus. Disk. Ärztl. Verein Hamburg, 17. 11. 1914. (Ref. Deutsche med. Wochenschr. 1915. Nr. 18. 542.)
217. — Zur Salvarsanbehandlung des Tetanus. Münch. med. Wochenschr. 1915. Nr. 29. 980.
218. Rothmann, Tetanusdemonstration und Schlußwort zur Disk. Berl. Gesellsch. f. Psych. u. Nervenkrankh., 9. 11. 1914. (Ref. Berl. klin. Wochenschr. 1914. Nr. 52. 1965.)
218a. Rotter, Zur Prophylaxe des Tetanus. Berl. klin. Wochenschr. 1915. Nr. 6.
219. Ruhemann, Über äußerliche Behandlung mit anhaltend desodorierend und desinfizierend wirkenden Pulvern. Deutsche med. Wochenschr. 1915. Nr. 16. 461.
220. Rumpel, Tetanus. Disk. Ärztl. Verein. Hamburg, 17. 11. 1914 u. 1. 12. 1914. (Ref. Deutsche med. Wochenschr. 1915. Nr. 18. 542 u. 1915. Nr. 19. 574.)
221. Sachs, Tetanus. Disk. Ärztl. Verein Frankfurt a. M., 21. 9. 1914. (Ref. Münch. med. Wochenschr. 1914. Nr. 47. 2282.)
221a. — Anaphylaxie. Naturhist.-med. Verein. Heidelberg, 20. 6. 1916. (Ref. Deutsche med. Wochenschr. 1916. Nr. 49. 1531.)
221b. Salch, Tetanus und Alkoholismus. Behandlung des Tetanus. Gaz. méd. d'Orient. 1915. (Ref. Deutsche med. Wochenschr. 1916. Nr. 10. 302.)

222. Salom, Die Bekämpfung der latenten Infektion in der Chirurgie. K. k. Gesellsch. d. Ärzte zu Wien, 7. 4. 1916. (Ref. Berl. klin. Wochenschr. 1916. Nr. 23. 637.)
223. Sauerbruch, Tetanus. Disk. Lille, Kriegschir. Abend, 13. 1. 1915. (Ref. Med. Klin. 1915. Nr. 7. 201.)
224. — Kriegschirurgische Erfahrungen. Übersichtsreferat. Schweiz. Gesellsch. f. Chir. Zürich, 4. 3. 1916. (Ref. Deutsche med. Wochenschr. 1916. Nr. 27. 840.) und Berlin 1916.
225. Schlesinger, Tetanus mit Magnesiumsulfat behandelt. Gesellsch. f. innere Med. u. Kinderheilk. Wien, 22. 10. 1914. (Ref. Berl. klin. Wochenschr. 1914. Nr. 47. 1850.)
225a. Schloeßmann, Über Transportverbände bei Schußfrakturen. Münch. med. Wochenschr. 1915 Nr. 2. F. B. Nr. 2. 26.
225b. Schmidt, R., Gangstörung bei abheilendem Tetanus. Wiss. Ges. d. Ärzte in Böhmen. Prag, 11. 2. 1916. (Ref. Deutsche med. Wochenschr. 1916. Nr. 33. 1022.)
226. Schneider, Kriegsbriefe aus der Kriegslagerabteilung des 1. bayer. Armeekorps. Zur Frage der Tetanusbehandlung. Münch. med. Wochenschr. 1915. Nr. 1. F. B. 33.
227. Schneider, Tetanus. Disk. Verhandl. d. Kriegschirurgentagung. Brüssel 7. 4. 1915. Beitr. z. klin. Chir. **96**, 449. 4. Kriegschir. Heft 1915.
228. Schnitzler, Tetanus. Disk. K. k. Gesellsch. d. Ärzte zu Wien, 27. 11. 1914. (Ref. Med. Klin. 1915. Nr. 2. 56.)
229. Schottelius, Tetanus. Disk. Med. Gesellsch. Freiburg i. Br., 28. 1. 1915. (Ref. Med. Klin. 1915. 27. Nr. 765.)
230. — Disk. Med. Gesellsch. Freiburg i. Br., 23. 2. 1915. (Ref. Med. Klin. 1915. Nr. 33. 929.)
231. Schoute, Tetanusbehandlung. Tijdschr. voor Geneesk. 5. 12. 1914. (Ref. Deutsche med. Wochenschr. 1915. Nr. 15. 452.)
231a. Schrumpf u. v. Öttingen, Das Pyoktanin in der Kriegschirurgie. Münch. med. Wochenschr. 1915. Nr. 12. F. B. Nr. 12. 190.
232. Schumacher, Über Entgiftung von Diphtherie- und Tetanotoxin. Deutsche med. Wochenschr. 1915. Nr. 11. 310.
233. Schütz, Bemerkung zur Magnesiumsulfatbehandlung des Tetanus. Münch. med. Wochenschr. 1915. Nr. 4. F. B. 4. 135.
234. — Zur Kenntnis der Wirkung des Magnesiums auf die Körpertemperatur. Arch. f. exper. Path. u. Pharm. **79**, Heft 4. (Ref. Münch. med. Wochenschr. 1916. Nr. 10. 353.)
234a. Segen, Ein Beitrag zur Prophylaxe der Gasphlegmone und des Tetanus. Wien. klin. Wochenschr. 1917. Nr. 7.
235. Seitz, Tetanusbehandlung. Gyn. Gesellsch. München, 28. 5. 1914. (Ref. Deutsche med. Wochenschr. 1915. Nr. 3. 90.)
235a. Seubert, Über das Auftreten von blutigem Urin nach Einspritzen von Wundstarrkrampfserum. Münch. med. Wochenschr. 1917. Nr. 7. 232.
236. Siemon, Kurze Mitteilung über Wundstarrkrampffälle und ihre Behandlung im Reservelazarett Münster i. W. Münch. med. Wochenschr. 1914. Nr. 48. F. B. 17. 2322.
237. Simon, Die Anaphylaxiegefahr bei der Serumbehandlung des Tetanus. Münch. med. Wochenschr. 1914. Nr. 45. F. B. 14. 2223.
238. — Beobachtungen vom westlichen Kriegsschauplatz. Deutsche Zeitschr. d. Chir. **132**, (1915).
239. — Tetanus. Disk. Verhandl. d. Mittelrhein. Chirurgentagung. Heidelberg, 8. u. 9. 1. 1916. (Ref. Beitr. z. klin. Chir. **98**, 617. 1916. 14. Kriegschir. Heft.)
240. Sinigaglia, Tetanuskulturen aus dem Blute des Kranken. Riform. med. 1915. 17. (Ref. Deutsche med. Wochenschr. 1915. Nr. 21. 628.)
241. Sonntag, Erfahrungen im Feldlazarett. Münch. med. Wochenschr. F. B. 1915. Nr. 40 u. 41. 1372 u. 1407.
242. Spanuth, Beitrag zur Behandlung des Tetanus. Med. Klin. 1914. Nr. 46. 1688.
243. Spiegel, Zur Kenntnis des Tetanus puerperalis. Arch. f. Gynäk. **103**, Heft 2. 1915. (Ref. Berl. klin. Wochenschr. 1915. Nr. 20. 535.)
243a. Spronck und Hamburger, Über die Nachteile der Verwendung hochwertiger antitoxischer Sera. Wien. klin. Wochenschr. 1917. Nr. 11.
244. Stanjeck, Tetanus. Disk. Kriegsärztl. Abend i. d. Festung Metz, 26. 10. 1914. (Ref. Deutsche med. Wochenschr. 1914. Nr. 48. 2024.)
244a. v. Starck, Zur Behandlung des anaphylaktischen Anfalles. Münch. med. Wochenschrift 1917. Nr. 5. F. B. Nr. 5. 157.

245. Starkenstein, Magnesiumsulfat. Arch. f. exper. Path. u. Pharm. **77**, 45. u. Zentralbl. f. Phys. **28**, Heft 2. 63.
245a. Stauff, Verein. niederrhein.-westfäl. Chir. 22. 8. 1916. (Ref. Zentralbl. f. Chir. 1916. Nr. 46. 916.)
245b. Steinsberg, Med. Klin. 1915. 495.
246. Stempel, Tetanus. Disk. Verhandl. d. Kriegschirurgentagung. Brüssel, 7. 4. 1915. Beitr. z. klin. Chir. **96**, 449. 1915. 4. Kriegschir. Heft.
246a. Stockey, Die Behandlung akuter Infektionskrankheiten, namentlich Typhus abd. Erysipel und Tetanus mit Chinin. bimur. In.-Diss. Halle a. S. 1916.
247. v. Stransky, Tetanus. Prager med. Wochenschr. 1915. Nr. 19.
248. Strater, Ein bemerkenswerter Fall von Tetanus. Deutsche med. Wochenschr. 1916. Nr. 13. 383.
249. Straub, Experimentelle Untersuchung über Wesen und Aussicht der Tetanustherapie mit Magnesiumsulfat. Münch. med. Wochenschr. 1915. Nr. 1. F. B. 1. 25.
250. — Erfahrungen am tetanuskranken Menschen bei intravenöser Einführung des Magnesiumsulfats. Münch. med. Wochenschr. 1915. Nr. 10. F. B. 10. 341.
251. — Tetanus. Disk. Med. Gesellsch. Freiburg i. Br. 28. 1. 1915. (Ref. Med. Klin. 1915. Nr. 27. 765.)
252. Stricker, Vorschlag für eine Sammelforschung über Tetanus. Deutsche med. Wochenschrift 1914. Nr. 52. 2117.
253. Strohmeyer, Zur Magnesiumbehandlung des Tetanus. Münch. med. Wochenschr. 1914. Nr. 28. 1556.
254. Sudeck, Tetanus. Ärztl. Verein Hamburg, 3. 10. 1914. (Ref. Deutsche med. Wochenschrift 1915. Nr. 17. 515 u. Münch. med. Wochenschr. 1914. Nr. 47. 2283.)
254a. Suter, Zur Serumbehandlung des Starrkrampfs, insbesondere über Tetanuserkrankungen trotz prophylaktischer Serumtherapie. Arch. f. klin. Chir. **75**, 113. (1905.)
255. Syring, Behandlung des Wundstarrkrampfs mit Magnesiumsulfat. Deutsche med. Wochenschr. 1914. Nr. 49. 2029.
255a. Tar, Neue Indikationen zu Magnesiuminjektionen. Deutsche med. Wochenschr. 1916. Nr. 35. 1069.
256. Teller, Ein Beitrag zur Tetanustherapie. Münch. med. Wochenschr. 1914. Nr. 48. F. B. 17. 2325.
257. Teutschlaender, Tetanusinfektion und Abortivbehandlung des Wundstarrkrampfes. Deutsche med. Wochenschr. 1915. Nr. 20. 582.
258. — Spättetanus nach frühzeitiger prophylaktischer Antitetanusinjektion. Deutsche med. Wochenschr. 1915. Nr. 49. 1453.
259. — Tetanus. Disk. Verhandl. d. Mittelrhein. Chirurgentagung. Heidelberg 8. u. 9. 1. 1916. (Ref. Beitr. z. klin. Chir. **98**. 615. 14. Kriegschir Heft. 1916.)
260. Unger (Berlin), Zur Behandlung des Tetanus. Berl. klin. Wochenschr. 1914. Nr. 42. 1721. u. Disk. Berl. Gesellsch. f. Psych. u. Nervenkrankh., 9. 11. 1914. (Ref. Berl. klin. Wochenschr. 1914. Nr. 42. 1965.)
261. Unger (Frankfurt a. M.). Tetanus. Disk. Ärztl. Verein Frankfurt a. M., 21. 9. 1914. (Ref. Münch. med. Wochenschr. 1914. Nr. 47. 2282.)
261a. Urban, Zur Behandlung des Tetanus. Wiener med. Wochenschr. 1917. Nr. 3. (Ref. Zentralbl. f. Chir. 1917. Nr. 25. 563.)
262. Usener, Indikationen für die subkutane Magnesiumsulfatbehandlung des Tetanus traumaticus. Med. Gesellsch. Göttingen, 2. 7. 194. (Ref. Berl. klin. Wochenschr. 1914. Nr. 33. 1563. u. Münch. med. Wochenschr. 1914. 48. F. B. 17. 2323.)
262a. Vaillard, Prophylaxe des Tetanus durch antitoxisches Serum. Presse méd. **49**. (Ref. Deutsche med. Wochenschr. 1916. Nr. 43. 1334.)
263. Vogt, Serumexanthem nach Tetanusantitoxininjekion. Münch. med. Wochenschr. 1915. Nr. 10. F. B. 10. 350.
264. Voelcker, Zur Behandlung des Tetanus. Münch. med. Wochenschr. 1914. Nr. 43. F. B. 12. 2146.
265. Wagner, Wundheilung mit ätherischen Ölen. Berlin u. Wien 1916.
266. Walcher, Ruptur der Trachea bei Tetanus. Münch. med. Wochenschr. 1916. Nr. 19. F. B. 19. 697.
266a. Walthard (Tetanusantitoxin). In.-Diss. Bern 1910.
267. Wegrzynowski, Zur Tetanusbehandlung mit Magn. sulf. Wien. klin. Wochenschr.

1916. Nr. 15. (Ref. Med. Klin. 1916. Nr. 18. 495 u. Münch. med. Wochenschr. 1916. Nr. 17. 608. u. Berl. klin. Wochenschr. 1916. Nr. 23. 635.)

267a. Wegrzynowski, Therapie des Tetanus. Casopis lék. ceskych. 1916. Nr. 15. (Ref. Zentralbl. f. Chir. 1916. Nr. 37. 758.)

268. Weichselbaum, Status lymphaticus bei Tetanus. K. k. Gesellsch. d. Ärzte zu Wien 1915. Wien. klin. Wochenschr. 354. 1915. C. Pribram. B. O.

268a. Weiler, Untersuchungen über den Einfluß des Kokains auf den Herzmuskel des Frosches und auf eine besondere Art von Muskelstarre nach Wundtetanus. Arch. f. exp. Path. u. Pharm. **80**, 131. (1916.)

269. Weintraud, Zur Behandlung des Tetanus mit besonderer Berücksichtigung der Magnesiumsulfattherapie. Berl. klin. Wochenschr. 1914. Nr. 42. 1717.

270. Wette, Tetanus. Disk. Kriegsärztl. Abende Köln. Brief aus Köln. Münch. med. Wochenschr. 1914. Nr. 48. 2329.

271. Wichmann, Drei geheilte Tetanusfälle. Med. Klin. 1914. Nr. 52. 1843.

272. Wiedmann, Tetanus. Disk. Kriegsärztl. Abende Köln. Brief aus Köln. Münch. med. Wochenschr. 1914. Nr. 48. 2329.

273. Wienert, Zur Therapie des Tetanus. Deutsche med. Wochenschr. 1915. Nr. 4. 107.

274. Wiesel, Zur Behandlung des Tetanus. K. k. Gesellsch. d. Ärzte z. Wien, 27. 11. 1914. (Ref. Med. Klin. 1915. Nr. 2. 55. u. Berl. klin. Wochenschr. 1914. Nr. 52. 1966.)

275. Wintz, Untersuchungen über den Antitoxingehalt im Serum Tetanuskranker. Freie militärärztl. Ver. Erlangen, 15. 1. 1915. (Ref. Münch. med. Wochenschr. 1915. Nr. 8. 267 u. Münch. med. Wochenschr. 1915. Nr. 46. 1564.)

276. Wolf, Zur Frage der prophylaktischen Impfung gegen Tetanus. Münch. med. Wochenschrift F. B. 1915. Nr. 39. 1341.

277. Wolfsohn, Zur Tetanusfrage. Berl. klin. Wochenschr. 1914. Nr. 49. 1883.

278. Wydler, Zur Methodik der Magnesiumsulfatbehandlung des Tetanus. Deutsche Zeitschr. f. Chir. **136**, 227. 1916.

279. Zeißler, Tetanus. Disk. Ärztl. Verein Hamburg, 1. 12. 1914. (Ref. Deutsche med. Wochenschr. 1915. Nr. 19. 574.)

280 Zuelzer, Glyzerinphosphorsaures Magnesium (Merck) als Ersatz für Magnesiumsulfat bei der Behandlung des Tetanus. Berl. klin. Wochenschr. 1915. Nr. 26. 689 und Disk. über Tetanus. Med. Ges. in Freiburg. (Ref. Deutsche med. Wochenschrift 1915. 456.)

Einleitung.

Eine Zusammenstellung der bisherigen Erfahrungen über den Wundstarrkrampf in dem jetzigen Kriege, wie sie in dem nachstehenden Referat gegeben worden ist, erscheint ebenso interessant wie wünschenswert. Stellt doch der Wundstarrkrampf, wie dieser Krieg wohl jedem Arzte in unvergeßlich traurigen Bildern vor Augen geführt hat, neben dem Gasbrand die schwerwiegendste Wundinfektion des Krieges dar (denn der übergroße Teil der Tetanuskranken erliegt der Infektion) und zugleich überhaupt die qualvollste (denn der Tetanuskranke muß furchtbare Schmerzen bei vollem Bewußtsein erleiden, dazu in vielen Fällen die Qualen des Tantalus und des Sisyphus zugleich, während bei sonstigen Infektionen die Schmerzen entweder durch Bewußtlosigkeit behoben sind oder durch Narkotika unschwer gelindert werden können). Andererseits ist es aber, wie der jetzige Krieg wiederum auf das glänzendste bestätigte, der ärztlichen Wissenschaft in ihrem mehrtausendjährigen Bemühen gelungen, in den allermeisten Fällen den Ausbruch des Tetanus bei den Verwundeten zu verhüten und die ausgebrochene Krankheit durch frühzeitige Erkennung und Behandlung zu mildern oder gar zu heilen; es sei vor allem an das vor nunmehr 25 Jahren von v. Behring entdeckte Heilserum erinnert. Namentlich die erste Zeit des Weltkrieges, in welcher die Prophylaxe des Tetanus noch nicht allgemein durchgeführt war, brachte allerdings eine große

Zahl von Tetanuserkrankungen bei den Kriegsverletzten und im Zusammenhange damit eine lange Reihe von ärztlichen Mitteilungen über Erfahrungen beim Wundstarrkrampfe im Kriege; seit Anfang des Jahres 1915, und zwar bald nach der allgemeinen Einführung der Schutzimpfung, ist es vom Tetanus aber sehr still geworden, und auch die Erörterungen über die Krankheit sind aus der Literatur mehr und mehr geschwunden, so daß wir nun nach $3^1/_2$jähriger Kriegsdauer von einem gewissen Abschluß unserer Erfahrungen sprechen und eine Zusammenstellung der im Kriege erzielten Ergebnisse bringen dürfen.

Nachstehendes Referat stellt die bisherigen Erfahrungen in dem jetzigen Kriege über den Wundstarrkrampf zusammen unter Verwendung der Kriegsliteratur bis zum 1. April 1917. Berücksichtigt sind nur die in diesem Kriege mitgeteilten Ergebnisse; bezüglich unserer früheren Kenntnisse verweisen wir auf die Hand- und Lehrbücher der Bakteriologie (Eisler-Pribram in Kraus-Levaditis Handbuch der Techn. und Methodik der Immunitätsforschung, von Lingelsheim in Kolle-Wassermanns Handbuch der pathogenen Mikroorganismen, Kolle-Hetschs Lehrbuch u. a.), auf die Lehrbücher der Chirurgie (Lexer u. a.), auf die Lehrbücher der Kriegschirurgie (v. Oettingen u. a.), auf die Berichte aus den letzten Kriegen und auf die Abhandlungen von Rose in der deutschen Chirurgie, von Leyden-Blumenthal in Nothnagels spezieller Pathologie und Therapie, schließlich auf die zu Anfang des Krieges herausgegebenen Monographien von Blumenthal, Dreyfus, Jochmann und die kürzlich erschienene Zusammenfassung von Kreuter über die moderne Behandlung des Tetanus u. a.

Zusammenfassend kann über unseren Gegenstand vorweg bemerkt werden, daß die Erfahrungen dieses Krieges eine wesentliche Änderung unserer Anschauungen über den Wundstarrkrampf in keinem Punkte gebracht, daß sie aber zu einer wichtigen Erweiterung und Vertiefung derselben geführt haben; das gilt speziell für die Klinik, besonders für Prophylaxe und Therapie. Von Autoren, welche über das ganze oder über Teilgebiete unseres Gegenstandes referiert haben, sei vor allem Kümmell, Pringsheim, Matti, H. Pribram, Kreuter (in seiner modernen Behandlung des Tetanus), Bürgi (Magnesiumsulfat) genannt [1]). Eine Statistik wird erst nach Abschluß des Krieges aufgestellt werden können; zu diesem Zweck hat Stricker unter Benutzung militärärztlicher Erfahrungen aus dem Feldzuge 1870/71 zu einer Sammelforschung über den Tetanus angeregt nach einem einheitlichen Schema, welches folgende Angaben berücksichtigt: 1. Name, Truppenteil, Dienststellung. 2. Ort und Tag der Verletzung. 3. Art und Stelle der Verletzung. 4. Tag und Art der Erkrankung. 5. Behandlung.

A. Pathogenese.

Erreger.

Bezüglich des Erregers hat der jetzige Krieg unsere bisherigen Erfahrungen vollauf bestätigt; die wichtigsten Tatsachen sollen hier in aller Kürze angeführt werden, da sie zum Verständnis des Folgenden wichtig sind:

[1]) Das vorliegende Referat war bereits vor Erscheinen der Mitteilungen von H. Pribram und Kreuter, und zwar im Sommer 1916, fertiggestellt und auch im Vordruck ausgeführt, konnte aber aus redaktionellen Gründen erst jetzt erscheinen.

Es kann wohl keinem Zweifel mehr unterliegen, daß der Tetanus nur als eine durch einen bestimmten Erreger — den Tetanusbazillus — hervorgerufene Wundinfektionskrankheit vorkommt und daß die frühere Einteilung in einen traumatischen und idiopathischen (T. idiopath, spontaneus, athyrotus, T. essentielle der Franzosen, welcher je nach der vermeintlichen Ursache als T. rheum., tox. usw. bezeichnet wurde) als einer strengen Kritik nicht standhaltend, fallen gelassen werden muß. Friedberger steht wohl mit seiner Anschauung allein da, wenn er annimmt, daß der Tetanusbazillus nicht der einzige Tetanuserreger sei, sondern daß auch noch andere Erreger in Betracht kämen und daß der Tetanus nicht in allen Fällen eine bazilläre Krankheit, sondern vielleicht auch eine durch Resorption eigenen Körpereiweißes bedingte sei.

Der Tetanusbazillus ist bekanntlich 1884 von Nikolaier gefunden und 1889 von Kitasoto gezüchtet und experimentell als Krankheitserreger nachgewiesen worden. Er stellt ein schlankes, an den Ecken abgerundetes, grampositives Stäbchen mit Geißeln dar; im übrigen sind von seinen Eigentümlichkeiten besonders erwähnenswert:

1. Die Bildung von sehr resistenten Sporen, welche sich in der Erde, an Fremdkörpern angetrocknet usw. viele Jahre lang lebensfähig halten können; sie trotzen den meisten üblichen Desinfektionsmaßnahmen physikalischer oder chemischer Art stundenlang; strömender Wasserdampf tötet sie in etwa 5 Minuten ab; gegen direktes Sonnenlicht sind sie empfindlich.
2. Die Vorliebe für anaerobes Wachstum (s. u.).
3. Die Bildung eines außerordentlich gefährlichen Giftes, durch welches das typische Krankheitsbild des Tetanus mit Spasmus und Krämpfen hervorgerufen wird.

Infektion und deren Bedingungen.

Über die Infektion und deren Bedingungen liegen zahlreiche interessante Kriegsbeobachtungen vor. Es gilt hier der allgemeine Satz: Der Tetanusbazillus ist außerordentlich verbreitet, die Infektion aber verhältnismäßig selten, im Kriege allerdings bedeutend häufiger als im Frieden.

Vorkommen des Tetanuserregers. Die Tetanusbazillen bzw. ihre Sporen besitzen eine außerordentlich große Verbreitung; so befinden sie sich in dem Erdboden, und zwar bis 30 cm tief. Der Erdboden ist aber nicht überall gleichmäßig tetanusgefährlich. Wie schon Nicolaier bemerkte, stammen die nichtinfektiösen Erdproben namentlich aus dem Wald und anderen wenig verunreinigten Orten, die infektiösen aus Gärten, Höfen, Straßen u. dgl. Besonders reichlich enthält gedüngtes Acker- und Gartenland die Tetanusbazillen, also Orte, wo Menschen und Tiere (Pferd, Rind, in deren Exkrementen der Tetanusbazillus in 90% bzw. 100% nachgewiesen ist, u. a.) sich aufhalten und ihre Dejekte in den Erdboden gelangen, also demgemäß im Staub und Kot der Straße, auf gedüngten Feldern, in Ställen, Höfen, Gärten, Rieselfeldern usw. Von hier aus kommen die Tetanuserreger an Schuhe, Fußlappen, Kleider, Wäsche usw., sowie weiter in den Wohnungsstaub. Diese Verhältnisse sind im Kriege: auf dem Marsch, im Gefecht, Biwak oder Unterkunft sehr häufig gegeben. Ganz besonders gilt dies für den modernen Krieg mit dem Schützengrabenkampf, Überwiegen der Artillerie-, Bomben- und Minenverwundungen usw. Am bedeutungsvollsten ist dabei die Tatsache der Erdbeschmutzung. Dazu kommt noch die innige Berührung mit Pferden, deren Bedeutung für die Infektion schon von jeher, auch vor der Entdeckung des Tetanusbazillus bekannt war („der equine Ursprung des Tetanus" bei Verneuil s. Rose). Van Lier erwähnt, daß in einem Lazarett, wo ein Stall als erster Verbandsplatz benutzt wurde, der Prozentsatz an Tetanus sehr hoch stieg. Daß bei Mangel an Unterkunftsstätten Verbandplatz oder Feldlazarett oftmals in Häusern eingerichtet werden muß, welche vorher zum Einstellen der Pferde gedient hatten, wie wir es beim Vormarsch in Galizien häufiger erlebten, sei hier bemerkt.

Die Gelegenheit zur Tetanusinfektion ist gewöhnlich bei der Kriegsverletzung selbst gegeben; ausnahmsweise auch vor- oder nachher. Man kann eine Primär- und ein Sekundärinfektion unterscheiden, ohne daß man allerdings in jedem Falle die eine oder andere nachweisen kann. Die primäre Infektion erfolgt namentlich bei Prallschüssen, vor allem bei Granatsplittern, Schrapnellkugeln u. a., weil diese Geschosse häufig vor der Verletzung auf der Erde aufschlagen; daß sie auch sonst erfolgen kann, lehrt die Beobachtung von v. Schjerning, welcher in den Pfröpfen der Exerzierpatronen sehr oft Tetanusbazillen nachgewiesen hat. Weitere Primärinfektion findet statt durch die erdhaltige Haut, Wäsche, Kleidung und Schuhe; es ist in dieser Beziehung bemerkenswert, daß Uhlenhut und Händel im Frieden Tetanuskeime in den meisten militärischen Bekleidungsstücken, vor allem in den Fußbekleidungsgegenständen, gefunden haben; für den Krieg, namentlich im Schützengraben, dürfte in dieser Hinsicht mit einer erhöhten Gefahr zu rechnen sein. Die sekundäre Infektion erfolgt meist durch Berührung der Wunde mit erdbeschmutzten Fingern, auch mit dem Schmutz unter dem Fingernagel z. B. bei Notverband, ferner durch Kriechen auf der Erde, Strohschienen, Lagerung unmittelbar auf Stroh oder Heu, Abstreifen statt Aufschneiden der erdbeschmutzten Kleidung, Unterbringung in Ställen, Scheunen u. dgl., in vorher mit Pferden belegten Quartieren oder nicht genügend gereinigten anderen Unterkunftsräumen, bzw. Transport in entsprechenden Güterwagen, Lagerung neben Tetanuskranken (vgl. Köhler); die genannten Gefahren sind besonders groß bei ungenügendem oder verrutschtem Verbande, wie solcher mittels des kleinen Verbandpäckchens ohne Fixationsmittel namentlich bei großen Wunden durch Querschläger, explosivwirkende Geschosse, Granaten, Bomben usw. vorkommen kann. Besonders beachtenswert ist die Tatsache, daß auch durch Arzt- oder Pflegepersonal eine Übertragung stattfinden kann z. B. beim Verband, Injektion, Operation mit ungenügend desinfizierten Händen, Übertragung von Tetanuskranken, infiziertes Verbandmaterial, wie solches durch Auf-die-Erde-Fallen oder Abstellen auf den Boden entstehen kann, ferner auch, was ja schon lange bekannt ist, durch ungeeignetes Katgut, Penghavar-Djambi, Gelatine. Alle diese Verhältnisse sind ja in Friedenszeiten dank der streng durchgeführten Asepsis so gut wie ausgeschlossen, können aber in Kriegszeiten, namentlich unter schwierigen Umständen, durch ungeschultes Personal zur Geltung kommen; schon Rose hat darauf hingewiesen; jeder Feldarzt wird wohl die Möglichkeit aus eigener Erfahrung zugeben; auch Franz ist der Ansicht, daß die Lazarettinfektion im kriegschirurgischen Betriebe eine Rolle spielt. Lexer macht darauf aufmerksam, daß auch Dekubitus zur Infektion Veranlassung geben könne (selbstbeobachteter Fall 40 Tage nach der Verletzung). Klieneberger fand unter 6 Feldlazaretten bei einem besonders gut eingerichteten im Gegensatz zu den anderen keine Tetanus-Infektion, obwohl ersteres eine sehr große Verwundetenanzahl hatte. Neben den Schußverletzungen spielen die Verletzungen durch blanke Waffen z. B. Bajonett (vgl. Klieneberger) oder waffenlosen Nahkampf, Überfahrung, Verschüttung, Verbrennung, Erfrierung u. a. eine untergeordnete Rolle. Es können auch ganz geringfügige Wunden z. B. Krätzeknötchen, Schweißrhagaden (vgl. B. O. Pribram), kariöse Zähne (Debcughel), defektes Zahnfleisch (Richter) u. a. die Eingangspforte bilden. Bemerkenswert ist das häufigere Vorkommen des Tetanus bei Erfrierungen des Fußes, was schon Rose erwähnt. H. Pribram erwähnt 4 Fälle, Davis und Hilton einen tödlich verlaufenen Fall (Frostgangrän beider Füße), Lumière und Astier 5 letal verlaufene Fälle von Tetanus bei Erfrierung unter 90 Erkrankungen an Tetanus überhaupt (und zwar handelte es sich bei den Fällen der letztgenannten Autoren um Infanteristen, welchen die Füße beim Stehen im kalten Wasser des Schützengrabens erfroren waren; nur einer hatte Schutzimpfung erhalten; der Tetanus trat in 10—19 Tagen auf), Böhler: 2 letal verlaufene Fälle bei Zehenerfrierung; genannte Autoren empfehlen daher bei allen Soldaten mit erfrorenen Füßen Tetanusschutzimpfung. Auch bei inneren Krankheiten kann Tetanus auftreten entweder durch begleitende äußere Verletzung oder durch innere Wunden (vgl. Rose bei Typhus und Flecktyphus).

Bedingungen der Infektion. Wenn wir uns nun fragen, warum nicht jede Kriegsverletzung bei der doch so außerordentlich großen Verbreitung der Tetanusbazillen zu einer Tetanuserkrankung führt, so wissen wir ja von jeher, daß besondere Bedingungen für die Infektion vorhanden sein müssen (vgl. Tierexperimente und die Erfahrungen am Menschen, welche auf verseuchtem Boden mit bloßen, oft wunden Füßen gehen, Erde oder Spinnweben u. a., wie es früher üblich war, auf die Wunden auflegten u. a. m.). Als Momente, welche das Zustandekommen der Krankheit begünstigen, sind erfahrungsgemäß folgende anzusehen:

1. eine begleitende Gewebsschädigung durch Bluterguß, Muskelzerfetzung, Knochenbruch u. dgl.; sog. Destruktions-, bzw. Retentionsinfektion.

2. das Zurückbleiben eines Fremdkörpers (z. B. Holzsplitter, Kleiderfetzen, Erde, Stroh, Geschoß, vor allem Granatsplitter u. dgl.); sog. Fremdkörperinfektion.

3. die Mischinfektion mit Eiter- und Fäulniserregern, welche durch Aufbrauchen des Sauerstoffs, zum Teil auch durch Inanspruchnahme der Phagozyten den Tetanusbazillen das Leben erleichtern; ganz besonders ist dies der Fall, wenn gleichzeitig eine Nekrose besteht, ferner, wenn durch ungeeigneten oder längere Zeit nicht gewechselten Verband die Entzündungsprodukte keinen Abfluß haben (diese Tatsachen waren schon von jeher bekannt und haben seinerzeit zur Aufstellung eines entzündlichen, fauligen und Detersionstetanus geführt, vgl. Rose). Die Bedeutung der Mischinfektion erhellt auch aus den Angaben von Ghon und Roman, welche häufig in Blut und Organen verschiedene andere Mikroorganismen und oft an den Tetanusleichen septische Veränderungen feststellten.

Welche Rolle überhaupt beim Tetanus die örtliche Disposition im Sinne der traumatischen Herabsetzung der lokalen Gewebsresistenz, welche allen ebengenannten 3 Momenten zukommt, beansprucht, ist ja durch praktische

Erfahrung am Menschen und durch Tierexperimente (Strick) bewiesen, vgl. Brunner.

Im modernen Krieg treffen nun alle diese Momente, welche die Tetanuserkrankung begünstigen, zusammen; ganz besonders gilt dies für den jetzigen Krieg; vor allem kommen dabei in Betracht: der Schützengrabenkrieg, namentlich im Stellungskampfe, die modernen Gewehrgeschosse mit ihrer Neigung zu Querschlägern und Explosivwirkung, das Überwiegen von Artillerie-, Fliegerbomben-, Minen- und ähnlichen Verletzungen, die Ausdehnung des Schlachtfeldes und die Massenverluste bzw. die notwendigerweise damit verbundene Transporterschwerung und zeitweise Verbandplatzüberfüllung u. a. Czerny hat mit großartiger Offenheit auf gewisse Mängel des Transportwesens zu Anfang des Krieges hingewiesen; auch Siemon hat sich ähnlich ausgesprochen. Ferner ist keine Frage, daß die Grundsätze der Kriegschirurgie erst den veränderten Verhältnissen des modernen Krieges angepaßt werden mußten, worauf in Frankreich namentlich Doyen hinwies; in dieser Beziehung ist wichtig die radikalere Behandlung sämtlicher Wunden, Fremdkörperentfernung, öfterer Verbandwechsel u. a.; über die Bedeutung der allgemein durchgeführten Schutzimpfung s. u.

Wenn wir aus dem Gesagten die praktischen Schlußfolgerungen ziehen, so ergibt sich als die wichtigste die Aufstellung einer Reihe von besonders tetanusverdächtigen Verletzungstypen; es sind diese:

1. alle Artillerie- (Granat-!), Bomben- und ähnliche Verletzungen (Gewebsschädigung, Erdbeschmutzung, oft auch Steckschuß, Mischinfektion!).

2. Alle Wunden am Fuß und Unterschenkel (Gefahr der Erdbeschmutzung!).

3. Alle Steckschüsse oder mit Erde, Stroh, Tuchfetzen u. dgl. beschmutzten Wunden, ferner solche mit Fäulnis oder Nekrose und schließlich solche mit besonderer Gewebsschädigung, u. a. auch Knochenbruch.

Die Abhängigkeit der Tetanuserkrankungen von den einzelnen Verletzungsarten, speziell von der Art des Geschosses und dem verletzten Körperteil bedarf ihrer praktischen Wichtigkeit wegen besonderer Erwähnung. Was die Geschoßart angeht, so disponieren aus den schon genannten Gründen zwar besonders die Artillerie-, Bomben-, Minen- und anderen Verletzungen, jedoch ist Tetanus auch bei Gewehrschüssen nicht selten, öfters auch bei leichten Streif- und glatten Durchschüssen beobachtet.

Was die Körperstelle betrifft, so überwiegen zwar bei weitem die Extremitätenschüsse, vor allem die an der unteren Extremität bis zum Knie aufwärts, wo die Gefahr der Erdbeschmutzung, vielleicht auch schlechtere Zirkulationsverhältnisse eine Rolle spielen; jedoch kommt Tetanus bei Wunden jeder Körperstelle vor. Aschoff und Robertson machen darauf aufmerksam, daß nach ihrem Material (alle 66 Todesfälle an Tetanus waren veranlaßt durch Verwundung an Rücken und Extremitäten, dagegen fand sich kein Tetanusfall unter 69 Hirn- und Rückenmarksverletzungen sowie 25 Brust- und Bauchschüssen) und nach Angabe der Literatur (Holbeck z. B. fand in seinen mehreren 100 Fällen von Schußverletzung des Gehirns nur einen einzigen Tetanusfall), Tetanus bei Verletzungen von Gehirn- und Rückenmark sowie Brust und Bauch äußerst selten ist; sie erklären dies mit einer Erschwerung der Giftresorption, und zwar im Gehirn- und Rückenmark durch totes Nervenmaterial (in Analogie zu den bekannten Versuchen von Wassermann und Takaki) und in Brust- und Bauchhöhle durch Zerfallsprodukte der Leukozyten bzw. veränderte Resorptionsverhältnisse bei der oft begleitenden Entzündung und Eiterung. (Zu erwähnen ist auch, daß von Behring in der Kaninchenlunge Tetanustoxin bindende Stoffe fand.)

Von einigen Autoren wird für die Tetanuserkrankung auch eine allgemeine Disposition beschuldigt; Mönckeberg fand neben dem konstanten Meteorismus, welchen er als Behandlungseffekt ansieht, auffallend häufig chronische Schilddrüsenerkrankung (auch in Walchers' Fall vorhanden!), Weichselbaum bzw. B. O. Pribram deutliche Stigmata des Status lymphaticus in Form von Hyperplasie der Tonsillen, Follikeln von Zungengrund, Dünndarm und Milz, wohingegen H. Pribram bei seinem Kranken niemals einen Status lymphaticus oder hypoplasticus nachweisen konnte. Eine weitere Aufklärung der pathologischen Anatomie des Tetanus, welche bisher nur wenig gewürdigt ist, erscheint wünschenswert.

Was die schon kurz erwähnte Bedeutung der Erkältung angeht, so wurde sie noch von Rose 1897 in seiner Monographie, in welcher er Bilguer, Schmucker und andere Kriegsärzte erwähnt, als ursächliches Moment anerkannt, kann aber höchstens als causa adjuvans gelten vgl. Brunner.

Daß eine Allgemeinschädigung des Organismus, wie Erkältung die Tetanuserkrankung begünstigen und ein Trauma (auch Operation, im Falle von Goldscheider ein anstrengender Marsch) eine latente Infektion zum Manifestwerden bringen kann, gilt im übrigen für den Tetanus ebenso wie für alle anderen Wundinfektionen.

Häufigkeit bei den einzelnen Kriegsverletzungen.

Im einzelnen finden sich folgende Angaben über die Häufigkeit des Tetanus bei den einzelnen Kriegsverletzungen (Geschoßart, Körperteil): Kreuter unter 31 Fällen 17 Granat-, 2 Schrapnell-, 12 Gewehrschußverletzungen, darunter 6 Durchschüsse der Wade. Eunike unter 10 Fällen nur einmal Gewehrschußverletzung. Madelung 80 Gewehrschuß-, 53 Granat- und 27 Schrapnellverletzungen; unter 166 Fällen mit Angabe des Körperteiles waren betroffen: 103 mal untere Extremität, 50 mal obere, 8 mal Rumpf, 5 mal Kopf. Füth vorwiegend Granatverletzungen an der unteren Extremität. Klinck schwere Granatverletzungen mit Knochenzertrümmerung. Klaußner unter 21 Fällen außer 3 stets Artillerieverletzung. Aschoff besonders Granatsplittersteckschüsse. Aschoff und Robertson unter 66 Sektionen stets Rumpf und Extremitäten, niemals Gehirn- und Rückenmark oder Brust und Bauch (s. o.). Mönckeberg unter 30 Sektionen 17 mal Wundeiterung oder Verjauchung und 2 mal Gasphlegmone; es waren betroffen bei 16 einfachen Verletzungen: keinmal Kopf, einmal Rumpf, 3 mal obere und 13 mal untere Extremität, bei 14 mehrfachen Verletzungen 2 mal Kopf, 5 mal Rumpf, 6 mal obere und 13 mal untere Extremität. Schneider unter 22 Fällen außer 5 stets Artillerieverletzung; betroffen waren stets die Extremitäten, meist mehrere, in einem Falle alle 4. Wiesel unter 13 Fällen einmal Thoraxverletzung, sonst stets Extremitätenverletzung. Liebold unter 24 Fällen 17 Granat-, 1 Schrapnell-, 6 Gewehrschußverletzung, darunter 2 Querschläger; beteiligt war 16 mal die untere,

5 mal die obere Extremität, je einmal Kopf, Rücken und Bauch. Kümmell überwiegend Granat- und Schrapnell-, seltener Gewehrschußverletzung. Klieneberger unter 31 Fällen 18 Granat-, 4 Infanterieschußverletzungen, 1 Bajonettstich, 1 Verbrennung durch Minenwerfer; 7 mal konnte die Art des Geschosses nicht mit Sicherheit festgestellt werden; betroffen war 25 mal Rumpf, Becken und Extremitäten, 2 mal Brust, 4 mal Bauch, niemals Schädel. H. Pribram unter 28 Fällen nur 1 Granat-, sonst zur Hälfte Schrapnell- und Gewehrgeschoßverletzungen; es waren betroffen 15 mal die untere und 12 mal die obere Extremität, 1 mal Kopf, niemals Lunge; fast stets handelte es sich um zerklüftete, oft stark sezernierende und auch anderweitig infizierte Wunden. B. O. Pribram keineswegs ausschließlich Granatverletzung, oft auch nur leichte Wunden, auch leichte Streif- und glatte Durchschüsse. Sonntag besonders Granat-, ferner Schrapnell-, vereinzelt auch Gewehrschußverletzungen; betroffen war vorwiegend, aber nicht ausschließlich Fuß und Unterschenkel, öfters auch obere Extremität. Most unter 17 Fällen stets Artillerieverletzung, darunter auch leichte Verletzungen an Stirn, Brust usw., nur einmal Tangentialgewehrschuß beider Oberschenkel. Hildebrand in der Hauptsache Granat- und Schrapnellverletzungen, später z. B. im Sommer 1915 in Galizien und Polen wiederholt auch Gewehrschüsse z. B. der Hand. Bazy (Frankreich) unter 129 Fällen 120 Granat- und Schrapnell-, 9 Gewehrschußverletzungen.

Eine Statistik über die Häufigkeit des Tetanus bei den einzelnen Geschoßarten und Körperteilen läßt sich auf Grund der vorgenannten kleinen und lückenhaften Angaben nicht aufstellen; höchstens läßt sich die Häufigkeit von Artillerie- und Gewehrschußverletzungen vergleichen; wir fanden bei 276 näher bezeichneten Fällen der vorgenannten Autoren 235 (gleich ca. 85%) Artillerie- und 41 (gleich ca. 15%) Gewehrschußverletzungen ohne die Statistik von Madelung, welcher unter 165 Fällen gleicherweise in 80 (gleich 50%) Artillerie- und Gewehrschußverletzungen konstatierte. Für die letztere, wie für manche andere Statistik ist wohl maßgebend, daß in die hinteren Lazarette hauptsächlich die leichteren Gewehrschußverletzungen gelangten, während die Artillerieverletzungen, welche oft schwererer Natur sind, in den vorderen Lazaretten starben.

Häufigkeit im allgemeinen.

Die Häufigkeit des Tetanus in dem jetzigen Kriege ist, wenigstens in den ersten Monaten, eine sehr bedeutende gewesen. Während im Frieden der Tetanus zu den seltenen Infektionen gehört und manchem Arzte überhaupt nicht zu Gesicht kommt, hatte in diesem Kriege wohl fast jeder Arzt die traurige Gelegenheit, das fürchterliche Krankheitsbild zu beobachten; Marwedel bemerkt, daß in seinem Wirkungsbereiche allein in den ersten Kriegsmonaten so viele Tetanusfälle vorkamen, wie 1870/71 überhaupt vermerkt sind, nämlich 280; H. Pribram sah auf der Klinik v. Jaksch bis Ende 1915 51 Tetanusfälle gegen 14 in den letzten 10 Friedensjahren.

Zur genaueren Beurteilung der Häufigkeit des Tetanus in dem jetzigen Kriege müssen wir auf die Angaben aus früherer Zeit zurückgreifen: Der Wundstarrkrampf ist schon von alters her bekannt (schon bei Hippocrates), ebenso seine Seltenheit im Frieden und seine Häufigkeit in den verschiedensten Kriegen, in denen er immer wieder als die gefürchtetste Wundinfektion auftrat. Von den Kriegen bis zur Mitte des vorigen Jahrhunderts liegen keine bestimmten Zahlen vor; jedoch geht die Bedeutung der Infektion hervor aus den anschaulichen Schilderungen von Rose, z. B. aus dem 7jährigen Kriege (Bilguer), amerikanischen Freiheitskampf, französischen Revolution, Feldzug nach Ägypten (Larrey), spanischen Befreiungskrieg u. a.; im ersten schleswigschen Kriege starben nach Stromeyer unter 400 nur 1 an Tetanus, im zweiten in preußischen Lazaretten 14, in österreichischen 9; im Krimkrieg 19 Engländer, 5 Russen; im italienischen Befreiungskriege in $1^1/_2$ Jahren kein Italiener und $1^0/_0$ der Verbündeten. Genauere Angaben liegen von folgenden späteren Kriegen vor: es erkrankten im amerikanischen Sezessionskriege $0{,}2^0/_0$, im Krimkriege $0{,}15^0/_0$ englischerseits, im Feldzuge 1870/71 deutscherseits $0{,}5^0/_0$ (Busch), bzw. 0,35—$0{,}38^0/_0$ (Stricker), im russisch-türkischen bei der russischen Donauarmee $0{,}12^0/_0$, im russisch-japanischen Kriege $1^0/_0$ (v. Oettingen, ebenso wie v. Reyher, nach letzterem sind allein nach der Schlacht von Mukden 500 Verletzte an Tetanus gestorben; Hohlbeck fand bei 600 Schwerverletzten 14 Tetanusfälle), in den Balkankriegen $0{,}87^0/_0$ oder etwas weniger (Heyrowsky, bzw. Exner), anscheinend wenig (Stierlin und Vischer, Gerulanos, Goldammer, vgl. Pringsheim).

Eine maßgebende Statistik über das prozentuale Vorkommen des Tetanus in diesem Kriege besitzen wir noch nicht. Man wird dabei 2 Perioden unterscheiden müssen: Die Zeit vor und die Zeit nach der allgemeinen Durchführung der Schutzimpfung, wobei übrigens für den Unterschied beider Zeiten neben der Schutzimpfung die Verbesserung der Transport- und anderer Verhältnisse und der den modernen Umständen angepaßten (radikaleren!) Wundbehandlung wesentlich mit in Betracht kommt.

Für die erste Periode müssen wir jedenfalls — das läßt sich heute schon sagen — eine erschreckende Häufigkeit des Tetanus annehmen, vielleicht eine größere als in den bisherigen Kriegen, wohl infolge der schon vorher genannten besonderen Verhältnisse.

Wir fanden folgende Angaben: Madelung konstatierte bei einer Sammelforschung aus dem Territorialbereiche eines Armeekorps (80 Lazarette in und um Straßburg) in den ersten Kriegsmonaten bei 27 677 Verwundeten $0{,}66^0/_0$ Tetanus; $14^0/_0$ der Todesfälle in den genannten Lazaretten waren allein durch Tetanus bedingt, Kreuter unter 60 000 Verwundeten und Kranken in Bayern bis Ende September 1914 $0{,}4^0/_0$ Mortalität an Tetanus; er selbst sah 31 Fälle von Erkrankung; weiter fand Arzt unter 26 600 Verwundeten der Militärsanitätsanstalten Krakaus in den ersten Kriegsmonaten 65 (= ca. $0{,}24^0/_0$), H. Pribram unter 8200 Kranken in den ersten Kriegsmonaten 28 (= $0{,}34^0/_0$), Simon unter 700 Verwundeten 8 (= $1^0/_0$), Hinterstoißer unter 800 13 (= $1{,}8^0/_0$), Köster $0{,}43^0/_0$, Eunike unter 3000 Verwundeten 10, Cahen unter 450 Franzosen 2, Geuer unter 300 Schwerverletzten 12, Kurzak unter 1500 Franzosen 11, Siemon unter 1500 Deutschen 26 und unter 600 Franzosen 2, Wette unter 1000 13, Sudeck unter 600 6, Möncke berg unter 54 Todesfällen 30, auch Rehn und Enderlen berichten häufiges Vorkommen; Kümmell konnte 3 Perioden unterscheiden; im September und Oktober 1914 häufiges, im November, Dezember und Januar seltenes, seit Mitte Januar 1915 wieder etwas häufigeres Vorkommen, wenigstens zeitweise und bei den für längere Zeit unversorgt gebliebenen Franzosen, im ganzen 0,6—0,65 %; Bazy berichtet, daß in der französischen Armee nach der Offensive Ende September und im Oktober, besonders nach der Marneschlacht, der Tetanus in einer besonders großen Anzahl von Fällen aufgetreten sei; er fand unter 10 896 Verwundeten 129 Tetanusfälle, entsprechend 1,184 %; überhaupt scheint bei unseren Feinden der Tetanus etwas häufiger oder viel häufiger als bei uns aufgetreten zu sein. Vgl. Madelung. Bei den oben genannten Einzelstatistiken finden wir einen Prozentsatz von 0,3 bis über 3; eine maßgebende Ziffer läßt sich bei der Kleinheit der Zahlen, Verschiedenheit bezüglich der Verletzung, Art des Lazarettes (Feld-, Kriegs-, Reserve-Lazarett usw.) nicht aufstellen. Pringsheim berechnet 0,2—0,3 bei Leicht- und 2—3 % bei Schwerverletzten.

Für die zweite Periode — nach der allgemeinen Durchführung der Schutzimpfung — dürfen wir einen außerordentlichen Rückgang, ja beinahe ein Verschwinden des Tetanus annehmen; dies geht aus den übereinstimmenden Berichten der Autoren über den Wert der Schutzimpfung (s. u.) hervor, welche vielfach das Neuauftreten des Tetanus verhütet hat. So dürfen wir hoffen, daß dieser Krieg trotz seiner gewaltigen Ausdehnung und furchtbaren Kampfesweise noch immer mit einer bedeutend besseren Statistik, wenigstens auf deutscher Seite, abschneidet, als die letzten Kriege zuvor, bei welchen infolge mangelhafter Transportverhältnisse, ungenügender ärztlicher Versorgung, Fehlen der Schutzimpfung usw. ca. 1 % der Verwundeten dem Tetanus zum Opfer fiel.

Gehäuftes Vorkommen.

Über gehäuftes Vorkommen des Tetanus, zum Teil in Form von epi- oder endemischem Auftreten, wird von jeher berichtet; namentlich gilt dies für den Krieg. Schon früher sind Epidemien von Tetanus im Kriege beschrieben, dann meist auf Witterungseinflüsse (z. B. von Larrey auf den naßkalten Herbst) bezogen worden (vgl. Rose, rheumatischer Starrkrampf u. a.). Köhler berichtet, daß im Feldzuge 1866 der Tetanus besonders häufig bei den Verwundeten auf den böhmischen Schlachtfeldern vorkam, während er bei der Mainarmee und bei den Truppen um Langensalza kaum hervortrat, und daß dieselbe Erfahrung vor 100 Jahren in Böhmen während des 7 jährigen Krieges gemacht worden sei, während bei den in Mitteldeutschland und Westfalen kämpfenden Truppen der Tetanus sehr selten war. Stricker erwähnt, daß 1870/71 bei Colombey, Mars la Tour und Gravelotte unter den Verwundeten 0,21 %, bei Spichern aber 0,57 % Tetanuskranke waren. Auch für den Seekrieg, in welchem der Tetanus anscheinend selten ist (zur Verth), liegen interessante Berichte vor. So starben bei einem Seegefecht von 354 Verwundeten 16 an Tetanus, und zwar diese von 2 Schiffen und von 15 Verwundeten 9, welche eine Nacht in unbedeckten Kähnen der Kälte ausgesetzt waren (vgl. Rose).

Auch aus diesem Kriege finden sich Angaben über ein gehäuftes Vorkommen von Tetanus; als Ursachen werden verschiedene beschuldigt, vor allem Jahreszeit und Witterung, sowie Erdboden.

Nach verschiedenen Mitteilungen scheint ein Einfluß der Jahreszeit hervorzutreten. Aus den Statistiken von Kümmell und Madelung geht übereinstimmend hervor, daß in den Monaten November, Dezember und Januar 1914/15 die Tetanusfälle sehr gering waren; wie schon bemerkt, kommen jedenfalls für die Häufigkeit des Tetanus in den ersten Kriegsmonaten und den Rückgang in den folgenden die Durchführung der Schutzimpfung, sowie die Verbesserung der Wundbehandlung und der Transportverhältnisse ganz wesentlich in Betracht, im übrigen überhaupt Wechsel in der Kriegführung, vor allem größere Kämpfe im Gegensatz zu stillen Zeiten. Czerny verdächtigt, wie Larrey, den naßkalten Herbst. H. Pribram beobachtete die meisten Fälle im Herbst und Frühjahr, während die Zeit zwischen Weihnachten und März ziemlich tetanusfrei blieb. v. Oettingen erwähnt, daß der Tetanus im Sommer angeblich häufiger sei als im Winter; nach v. Reyher und Hohlbeck war der Tetanus im russisch-japanischen Kriege im Winter wesentlich häufiger als im Sommer, wofür sie die stärkere und eigentümliche Winterkleidung (Wolle und Pelz u. a.) verantwortlich machen.

Die Annahme, daß der besondere Reichtum der Erde eines bestimmten Gebietes an Tetanussporen für das gehäufte Vorkommen von Tetanus zu beschuldigen sei, findet auch in diesem Kriege eine Stütze. So soll die Gegend an der Aisne besonders viel, die um Ypern wenig Tetanusfälle geboten haben (vgl. H. Pribram sowie Borolby c. Madelung). Kümmell macht die mit Tetanuskeimen schwer verseuchte französische Erde namentlich im Aisne-Gebiet verantwortlich, welche schon im Frieden die französischen Ärzte veranlaßt habe, vor größeren Operationen prophylaktisch zu impfen. Dies gilt wohl für die ganze reichkultivierte Pikardie. Ebenso Bockenheimer vermutete in seinem Kriegslazarettbereiche eine erhöhte Disposition für Tetanus und impfte vor Operationen. Auch Bazy glaubt, daß in bestimmten Örtlichkeiten Tetanus häufiger auftrete. H. Pribram fand besonders Tetanus bei den Kämpfen von Krakau und Lemberg. Hildebrand bemerkt: „Was ich schon im Frieden sehr gut beobachten konnte, daß die Häufigkeit des Auftretens je nach der Gegend sehr variiere, zeigte sich auch im Kriege. Wie ich in Basel auffallend viel Tetanus beobachten konnte gegenüber Berlin, so erkrankten in Belgien und Frankreich, besonders in der Champagne, auffallend viel Verwundete an Wundstarrkrampf, während andere Gegenden und der Osten uns weniger Sorge nach dieser Richtung hin machten".

Nach alledem dürfen wir wohl einen gewissen Einfluß von Jahreszeit und Witterung, sowie des Erdbodens für ein gehäuftes Vorkommen des Tetanus annehmen in dem Sinne, daß beide eine gewisse Rolle spielen: der Erdboden vor allem infolge seiner verschiedenen Durchseuchung je nach Art und Ausdehnung des landwirtschaftlichen Betriebes, Jahreszeit und Witterung durch Austrocknung und Befeuchtung des Erdbodens, Einfluß auf Bakterienwachstum und menschliche Widerstandskraft, verschiedene Art der Bekleidung und Erdbeschmutzung derselben u. a. Daneben kommt wohl auch die Übertragung in Betracht, namentlich in früherer Zeit. Eine große Rolle für das verschiedene, ev. gehäufte Auftreten vom Tetanus spielt aber auch das Durchführen oder Unterlassen der Schutzimpfung, das Überwiegen von Artillerieverletzungen, der Stellungskampf usw.; in diesem Sinne lassen sich wohl auch die Angaben über besondere Häufigkeit (Goldscheider) oder Seltenheit (Cahen, Siemon) des Tetanus bei den Franzosen im Gegensatz zu den Deutschen erklären, soweit solche Unterschiede nicht durch Zufälligkeiten bedingt sind.

Inkubationszeit.

Die Inkubationszeit für den Tetanus wird auf 1—60 Tage angegeben; meist beträgt sie zwischen (4)—6—(8) Tagen und 2—(3—4) Wochen, seltener weniger oder mehr. Angaben über die Inkubationszeit aus diesem Kriege siehe Früh-, Spättetanus, Prognose u. a. Eine Rolle für die verschiedene Dauer spielt wohl Menge und Virulenz der eingedrungenen Erreger, sowie die Art der Verletzung. Bemerkenswert ist, daß die Inkubationszeit sich nicht in jedem Falle genau bestimmen läßt, wenn nämlich Verletzung und Infektion (z. B. sekundäre), bzw. Infektion und Toxinproduktion nicht zusammenfallen; dieser Umstand ist wichtig für alle Berechnungen der Inkubationszeit, auch für die Prognose des betreffenden Falles.

Frühfälle.

In wenigen Fällen tritt der Tetanus schon vor dem 6. Tage auf. Bei einer Laboratoriumsinfektion (Nikolas) betrug die Inkubationszeit 4 Tage. Eine Abkürzung der Inkubationszeit wird bei gleichzeitiger Verimpfung der Bazillen und ihres Giftes eintreten, welch letzteres wahrscheinlich auch außerhalb des Körpers produziert werden kann, was Kocher in den Laufgräben für möglich hält. Ganz besonders kurz ist die Inkubationsdauer, wenn das Gift direkt an die empfindlichen Stellen im Rückenmark gebracht wird; in diesem Falle fanden Blumenthal und Jacob bei subduraler Einführung des Giftes im Tierexperiment die Inkubationszeit auf 12—16 Stunden herabgesetzt. Im übrigen dürfte für manche sog. Frühfälle der Einwand gelten, welchen schon Rose gegen den Tetanus immediatus, d. h. gegen den unmittelbar nach der Verletzung ausbrechenden Tetanus gemacht hat: daß nämlich die Infektion tatsächlich schon viel früher erfolgt war und daß die angeschuldigte Gelegenheit z. B. Operation, Ätzung, Verbandwechsel, Erkältung, Schreck u. a. nur die Reflexkrämpfe ausgelöst hatte.

Im Kriege wird man mit einer im ganzen kurzen Inkubationsdauer zu rechnen haben, da hier meist eine tiefe Verletzung und eine direkte Heranbringung des Giftes bis nahe an die ev. verletzten Nervenstämme statthat, außerdem die Infektion besonders schwer und die Widerstandskraft des Organismus herabgesetzt sein dürfte.

Im Kriege 1870/71 betrug die Inkubationszeit unter 150 Fällen 105 mal zwischen 4 und 11 Tagen (vgl. Stricker).

Wir selbst sahen allerdings niemals einen Fall vor 6—7 Tagen nach der Verletzung erkranken. Kreuter fand die Inkubationszeit 5 mal bis zu 7 Tagen (je einmal 4, 5 und 6, 2 mal 7 Tage), 20 mal zwischen 8 und 14 Tagen, 6 mal zwischen 15 und 21 Tagen, Kümmell 41 mal bis zu 7 Tagen, 62 mal zwischen 8 und 14 Tagen, 15 mal zwischen 15 und 42 Tagen. Eine Inkubationsdauer von nur 5 Tagen wird beschrieben außer von Kreuter noch von Geuer, Klaußner, Wolfsohn, Klieneberger u. a., eine solche von 4 Tagen außer von Kreuter noch von Eunike, Wiesel u. a. Grundmann erwähnt mehrmaliges Vorkommen einer Inkubationszeit von 3—5 Tagen, Kümmell solche von 1—2 Tagen; Ritter nimmt für einen Fall eine solche von 3—4 Stunden an (Oberschenkelschußbruch).

Nach alledem dürfen wir vom Kriegs-Tetanus annehmen, daß er gewöhnlich nicht vor dem 6. bis 7. Tage ausbricht, meist erst nach dem 7. bis 10. Auch eine kürzere Inkubationsdauer (4—5 Tage) scheint ab und zu vorzukommen; eine solche von wenigen Stunden muß vorläufig noch als sehr fraglich bezeichnet werden.

Spättetanus.

Ab und zu kommen Fälle von Spättetanus vor d. h. Erkrankungen nach der 3. bis 4. Woche. Für diese Fälle bestehen zwei Erklärungsmöglichkeiten: 1. Es handelt sich um eine Sekundär-Infektion entweder bei der ursprünglichen oder bei einer neuen Wunde. 2. In anderen Fällen erscheint es wahrscheinlich, daß die Tetanusbazillen bei der ursprünglichen Verletzung selbst zwar in den Körper gelangt, aber dort unter symptomloser Einheilung abgeschlossen und erst im weiteren Verlaufe des Heilungsprozesses durch eine besondere Gelegenheit z. B. Operation, Trauma oder dgl. bei gleichzeitiger Verminderung der Widerstandskraft des Organismus durch Narkose, Erkältung o. a. in Tätigkeit gesetzt worden sind. Solche Fälle sind schon von jeher bekannt (vgl. Rose, Tetanus remorantissimus, z. B. bei Narbenstarrkrampf). Es gilt hier das über die im Kriege verhältnismäßig häufige „ruhende Infektion" Bekannte, vgl. Melchior, Most, Lecin u. Frouin u. a. Für den Tetanusbazillus ist besonders bemerkenswert, daß er sich vermöge seiner Sporen jahrelang lebensfähig erhalten kann (z. B. an Holzsplitter angetrocknet 11 Jahre Henrijean zit. Rose). Fremdkörper z. B. Holzsplitter, Knochensplitter, Steckgeschosse u. dgl. scheinen eine begünstigende Rolle zu spielen. Unter welchen Bedingungen die Abkapselung ohne vorläufige Erkrankung stattfindet, können wir nicht sagen; es hat den Anschein, als ob eine geringe Zahl und Virulenz der eingedrungenen Keime dazu disponiert, vielleicht auch eine gleichzeitige Schutzimpfung. Welche von den beiden genannten Erklärungen des Spättetanus in dem gegebenen Falle die zutreffende ist, kann mit gewisser Wahrscheinlichkeit aus der Inkubationszeit und der Schwere der Erkrankung, mit größerer aus der bakteriologischen Untersuchung geschlossen werden (vgl. Fälle von Heile, Teutschländer). Die Behandlung des ausgebrochenen Spättetanus ist die gleiche wie die des Tetanus überhaupt. Er verläuft anscheinend gewöhnlich ziemlich milde, oft als chronischer Tetanus (s. u.), kann aber auch, wie im Falle Teutschlaender, einen foudroyanten Verlauf nehmen. Über die Verhütung des Spättetanus ist folgendes zu sagen: Nur die vollständige Entfernung oder Vernichtung der Keime bzw. ihrer Toxine kann mit Sicherheit die definitive Verhütung des Starrkrampfes bewirken. Deshalb erscheint von vornherein Radikaloperation ratsam, vor allem die Entfernung von Fremdkörpern (Granatsplittern!), welche zu Tetanus disponieren. Im späteren Verlaufe ist die ganze Narbe ev. mit ihrer Kapsel zu entfernen. Da der Schutz der prophylaktischen Seruminjektion nur kurze Zeit anhält, so ist bei allen verdächtigen Wunden, namentlich, wenn sie sich nicht reinigen oder wenn sie verdächtige Fremdkörper beherbergen, Wiederholung der Schutzimpfung vorzunehmen, jedenfalls vor jedem späteren Eingriff, welcher z. B. wegen Komplikation, Nervenverletzung, Geschoßextraktion, Gelenkmobilisation u. dgl. angezeigt wäre; die Amputation, welche wegen Sepsis oder Gangrän gemacht werden müßte, scheint ganz besonders zur Spätinfektion zu disponieren, auch wenn sie in gesundem Gebiete erfolgt, wahrscheinlich weil zahlreiche Blut- und Lymphbahnen eröffnet werden; hierbei ist neben direkter Einimpfung auch ein infizierter Embolus für die Erkrankung verantwortlich zu machen (vgl. Aschoff, Kolb, Klink, Kümmell, Teutschlaender, Dubs, Bazy). Vielleicht kann eine Sterilisation nützlich wirken. Salom empfiehlt allgemein zur Bekämpfung der latenten Infektion, namentlich vor jeder neuen Operation, zwecks Sterilisation Beleuchtung mit Quarzlicht für längere Zeit, Morgenroth und Tugendreich die Chinaalkaloide bei Streptokokken u. a.

Fälle von Spättetanus sind schon von jeher bekannt; Rose beschreibt solche von verspätetem und ganz spätem Tetanus; T. remorantior (von der 3. bis 4. Woche an) und T. remorantissimus (nach Monaten und Jahren), namentlich solche von Narbentetanus nach Erkältung, Trauma, Operation u. a., Verneuil solche bei Pferden. Weitere Fälle aus der älteren Literatur hat Teutschlaender zusammengestellt: Kaposi $5^1/_2$ Jahre nach Bauchsteckschuß gelegentlich des Herauseiterns einer Revolverkugel, Heller $2^1/_2$ Jahre nach Schußverletzung, Cheesmann 8 Monate nach Impfung; Jochmann erwähnt einen Fall von Sick, in welchem der Pat. in Pausen von 6 Wochen 3 mal erkrankte.

In diesem Kriege sind folgende Spätfälle beschrieben: Hildebrand sah in vereinzelten Fällen eine ganz auffallend lange Inkubationszeit: 3—4 Wochen; in einem Falle traten nach 30 Tagen bei einem Manne mit Schuß am Unterschenkel krampfartige Kontraktionen der großen Zehe im Sinne der Dorsalflexion auf; allmählich beteiligten sich immer mehr Muskeln; der Tetanus wanderte immer mehr zentralwärts und schließlich starb der Kranke trotz aller Maßnahmen am 36. Tage nach der Verwundung. Kümmell berechnete die Inkubationszeit in seinen Fällen bis zu 42 Tagen, H. Pribram bis zu 37 Tagen. Rothfuchs rapid einsetzender, aber geheilter Fall 60 Tage nach Kniegelenkverletzung und 9 Tage nach operativer Entfernung von Tuchfetzen aus dem Gelenk. Klinck 2 Fälle, beide mit A. E. 20 schutzgeimpft: 1. Granatverletzung des Unterschenkels, am 28. Tage Amputation des Unterschenkels wegen Gangrän, 11 Tage später, also $5^1/_2$ Wochen nach der Verletzung, tödliche Erkrankung. 2. Artillerieverletzung des Humerus, 3 Monate später Nervennaht, 12 Tage später mittelschwere Erkrankung. Heile Fußverletzung, am 21. Tage nach der Verletzung und am 4. Tage nach einem korrigierenden Eingriff Tetanus; da derselbe äußerst rapid und heftig verlief, nimmt Heile einen Spättetanus mit 4 Tagen Inkubation an. Teutschlaender 2 Fälle nach frühzeitiger Schutzimpfung: 1. Granatsplitterverletzung des Kopfes, 5 Wochen später chronischer Tetanus, von lokalem fortschreitend. 2. Granatsplittersteckschuß der Brust, in 24 Stunden tödlich endender Tetanus $4^1/_2$ Monate nach der Verletzung und 21 Stunden nach Verbandwechsel einer wegen Pleura-Empyem angelegten Rippenresektionswunde; Überimpfung von Granatsplitterkapselgewebe auf Mäuse positiv, dagegen von Gewebe aus der Resektionswunde negativ, mikroskopische Untersuchung von beiden Geweben negativ; Teutschlaender empfiehlt für Fälle genannter Art möglichst frühzeitig kombinierte chirurgisch-antiseptisch-antitoxische Therapie; Splitter sind, wenn dies ohne Gefahr durch die Operation geschehen kann, stets zu entfernen, bei Abkapselung unter Exzision der Narbe; da die Schutzimpfung nur kurze Zeit wirkt, ist bei jeder verdächtigen Erscheinung die Heildosis einzuspritzen. Dubs tödlicher Tetanus 5 Wochen nach Armverletzung trotz zweimaliger Schutzimpfung 1 und 12 Stunden nach der Verletzung und trotz Amputation wegen Gasphlegmone am 3. Tage; 12 Wochen lang vergrößerte Achseldrüsen; Dubs fordert Beachtung regionärer Lymphdrüsen und Wiederholung der Schutzimpfung alle 7—12 Tage 5 Wochen lang. Strater leichter, in 5 Wochen heilender Tetanus 1 Jahr nach Granatsplitterverletzung des Bauches mit Rippenzerschmetterung; Schutzimpfung fraglich; nach 12 Tagen Operation wegen eines durch die Verletzung entstandenen Bauchbruchs; Übertragung durch den Arzt, Katgut oder dgl. im Hinblick auf die sonst glatt verlaufenden Fälle von Operation unwahrscheinlich. Kolb (Ref. von Strater im Centralblatt f. Chir.) teilt einen ähnlichen Fall mit; durch diesen belehrt, wandte er in anderen Fällen mit Erfolg einige Stunden vor der Operation die Schutzimpfung an. Goldscheider heftiger Tetanus nach einem anstrengenden Marsche eines bereits zur Truppe entlassenen Soldaten 27 Tage nach Granatsplitterverletzung. Glücksthal beobachtete Inkubation von 87 Tagen, Doberer eine solche von 128 Tagen; Kaposi im Anschluß an Doberers Mitteilung berichtet über einen Fall von Tetanus $4^1/_2$ Jahre nach der Verletzung gelegentlich der Entfernung eines intraperitoneal abgekapselten Geschosses. Lossen: 6 Monate nach der Verletzung bei einem schutzgeimpften Kranken mit 46 Granatstecksplittern, vor allem im Fuß, welche z. T. bereits entfernt waren, im Anschluß an das Aufstehen; günstige Wirkung von Serumeinspritzungen in starker Verdünnung; Entstehung des Spättetanus wird darauf zurückgeführt, daß beim Aufstehen die Verkapselung der Tetanuserreger zerstört wurde, wie denn auch im Röntgenbild eine Verschiebung der noch vorhandenen Splitter seit dem Aufstehen nachweisbar war. Reinhardt: in mehreren Tagen tödlich endender Tetanus 60 Tage nach multipler Schrapnellverletzung beider Beine und einige Tage nach Revision der Wunden bzw. Mobilisierung des versteiften einen Beines; im Feld war Schutzimpfung erfolgt; im Eiter eines abgekapselten Abszesses mit Splitter waren Tetanusbazillen und -toxin nachweisbar; Reinhardt nimmt eine, wenn auch geringfügige Verletzung der Abszeßwand infolge der Beinmobilisierung unter gleichzeitiger Mitwirkung der Geschoßsplitter als Ursache für den Ausbruch des Spättetanus an. Brünjes: weiterer Fall. Bazy berichtet über T. tardif auf Grund einer Rundfrage an die Chirurgen im französischen Heeresdienste: verschiedene Fälle von 30—50 Tagen Inkubation, besonders oft im Anschluß an Operation ausbrechend; Verlauf verschieden; zum Teil zu $^1/_2$, zum Teil zu $^1/_3$ letal; Wiederholung der Schutzimpfung alle 8 Tage während eines Monats erscheint ratsam. Bérard und Lumière bestätigten die Beobachtungen von Bazy; sie sahen Fälle von 56, 68, 84, 90, 94 und 102 Tagen, im ganzen 10 Fälle über 50 Tage; auch sie empfehlen Wiederholung der Schutzimpfung; gegenüber 4 Erkrankungen bei 450 Operationen an eiternden Wunden hatten sie nach Durchführung der genannten Maßnahme nur 1 unter 500. Lavaran sah im Anschluß an rasche Kopfbewegung 8 Tage später auftretenden und in 3 Wochen tödlich endenden Tetanus bei altem Granatsplittersteckschuß des Nackens; er empfiehlt Entfernung zugänglicher Steckgeschosse, welche nach seinen Untersuchungen oft Tetanuskeime enthalten, ferner auch Wiederholung der Schutzimpfung. Barling beschreibt im British med. journ. Fälle mit einer Inkubationszeit von 51, 53 und 40 Tagen; in den beiden ersten Fällen war Schutzimpfung erfolgt; alle 3 Kranke genasen.

Rezidive.

Rezidive sind selten, aber fraglos beobachtet. Es schützt also das Überstehen des Tetanus nicht vor neuer Erkrankung, auch nicht nach durchgeführter

Serumbehandlung; in letzterem Falle, sowie bei Schutzimpfung ist der Organismus zwar einige Zeit geschützt, jedoch werden die einverleibten Antitoxine bekanntlich sehr rasch wieder ausgeschieden, so daß das Individuum bald wieder der Krankheit ausgesetzt ist. Die Rezidive sind meist durch zurückgebliebene lebensfähige Tetanusbazillen oder Sporen bzw. Toxine zu erklären, welche ähnlich wie beim Spättetanus in Narbe eingeschlossen und bei besonderer Gelegenheit z. B. Trauma, Operation u. a. mobil gemacht werden, in manchen Fällen möglicherweise auch embolisch verschleppt z. B. bei Amputationen (vgl. Pribram) oder aber durch eine Neuinfektion von der alten oder von einer neuen Wunde (wie im Falle Happel gelegentlich des Erysipels vermutungsweise nach Teutschlaender oder im Falle Brandt vom Dekubitus aus). Fälle von Rezidiv sind schon früher von Sick, Huber u. a. (vgl. Gerwiener), in diesem Kriege von folgenden Autoren beschrieben worden: Kümmell 3 Monate nach Knieverletzung, welche am 19. Tage zur ersten Tetanuserkrankung geführt hat. Happel tödliches Rezidiv im Anschluß an ein Erysipel von einer kleinen Narbenwunde aus 3 Monate nach einer schweren Schrapnellschußverletzung des Oberschenkels, welche nach 3 Monaten zu einem schweren Tetanus geführt hatte. Brandt schweres Rezidiv bei einem wegen Dekubitus bettlägerigen Kranken 14 Wochen nach Schrapnellschußverletzung des Beines, welche nach 3 Wochen zu einem mäßig schweren Tetanus von 4 Wochen Dauer geführt hatte. B. O. Pribram Rezidiv bei Schußfraktur des Knöchels 15 Tage nach Amputation wegen Sepsis; Pribram vermutet infizierten Embolus. Gerwiener: rezidivierender Tetanus mit chronischem Verlauf (s. chron. Tetanus). Glücksthal: Rezidiv 4 Monate nach der Verwundung bei vollkommen abgeheilter Wunde (Durchschuß der Mittelhand). Heichelheim: Rezidiv bei Granatsplittersteckschuß am Kreuzbein 5 Monate nach der Verwundung und 14 Tage nach der Geschoßextraktion; Schutzimpfung war nicht erfolgt; Heilung mit chronischem Verlauf unter zurückbleibenden Spasmen.

B. Klinik.

1. Symptomatik.

Bezüglich des klinischen Krankheitsbildes haben unsere jetzigen Kriegserfahrungen keine wesentlichen Änderungen, wohl aber eine Erweiterung und Vertiefung unserer Kenntnisse gebracht. Hinsichtlich der Symptomatik muß auf die einzelnen Krankengeschichten verwiesen werden; eine zusammenfassende Darstellung bringen vor allem Goldscheider, Klieneberger, B. O. Pribram u. a.

Das Krankheitsbild des vollständig ausgebildeten Tetanus ist im wesentlichen folgendes: Der Krankheit selbst gehen ziemlich unbestimmte Prodromal-Symptome voraus: Kopfschmerz, Schwindel, Mattigkeit, Frösteln, Steigerung der Reflexe (s. u.) leichtes Zusammenschrecken auf Geräusche, Erschütterung, Lichtreiz, Luftzug oder dgl., ferner starkes Schwitzen, Dysurie, Stuhlverstopfung und Schlaflosigkeit.

Häufiger als bisher angenommen beginnt der Starrkrampf auch frühzeitig mit Lokalerscheinungen an dem verletzten Körperteile; auf diese lokalen Erscheinungen, welche gewöhnlich wegen ihrer geringen Auffälligkeit gegenüber den gefürchteten Spasmen und Krämpfen übersehen werden, aber fast stets nachweisbar und für die Frühdiagnose von besonderer Wichtigkeit sind, haben schon früher Walthardt (in 77 von 100 Fällen), Pochhammer, Brunner, Arnd u. a. hingewiesen, in diesem Kriege folgende Autoren: Kreuter (in 14 von 31 Fällen), Weintraud, Blumenthal, Hochhaus, Menzer, Heile, E. Müller, Grundmann, Goldscheider, Klieneberger, Bockenheimer, Sonntag, Matti u. a. Die lokalen Symptome bestehen teils in spontanen, teils in reflektorischen Erscheinungen in den der Wunde benachbarten Muskelgruppen: leichtes Ziehen, Spannen, Schmerzen, schmerzhafte Zuckungen und tonische Spannung, Steigerung der Reflexe, sowie Steifigkeit oder Zuckung bei Beklopfen.

Die eigentliche Krankheit ist charakterisiert durch die Starre Spasmus d. h. tonischen Krampf und die oft erstere begleitenden Konvulsionen, auch Stöße oder Krisen genannt d. h. klonische Zuckungen.

Die Starre verläuft gewöhnlich in allmählich zunehmender, gesetzmäßiger Ausdehnung, und zwar fast stets symmetrisch, oft auch auf beiden Seiten nicht ganz gleichmäßig, selten einseitig, im übrigen verschieden rasch, manchmal schon in 24 Stunden entwickelt. Man unterscheidet 2 Verlaufstypen; der gewöhnliche ist der absteigende T. descendens, fortschreitend in der Reihenfolge: Kiefer, Nacken, Gesicht, Rücken, Bauch, Extremitäten, an welch letzteren allerdings oft schon frühzeitig Krankheitserscheinungen nachweisbar sind; der seltenere Typus ist der ansteigende T. ascendens, beginnend von dem verwundeten Körperteil und sich langsam von da aus weiter ausdehnend. Die Starre löst sich nur im Schlafe, wobei der Kranke auch nach dem Erwachen noch einmal gähnen kann (vgl. Rose), ferner in der Narkose und in der Bewußtlosigkeit durch Erschöpfung oder Erstickungsanfall. Die Starre beginnt mit Ziehen und Steifigkeit, schließlich mit völligem Krampf der Kaumuskulatur, so daß der Mund nicht mehr geöffnet werden kann z. B. zum Sprechen oder zur Nahrungsaufnahme: Kieferstarre Trismus; bei der Kieferstarre kommt es nicht auf das Öffnen der Lippen, sondern auf die Entfernung der Zahnreihen an, deren Abstand als Maßstab für die Schwere des Leidens angesehen werden darf. Frühzeitig tritt Nackensteifigkeit hinzu, schon bald erkennbar beim Versuch des Kranken, das Kinn der Brust zu nähern oder beim Versuch des Sich-Aufrichtens im Bett, schließlich mit Einbohren des Kopfes nach hinten in das Kissen; wenn die Starre sich weiter auf Rücken, Hüften und Knie erstreckt, so kann schließlich der ganze Körper nach hinten durchgebogen werden und der Kranke halbkreisförmig im Bogen wie eine Brücke nur auf Hinterkopf und Kreuzbein bzw. Hacken ruhen: Opisthotonus, manchmal auch gerade wie ein Stock gestreckt: Orthotonus, vereinzelt auch mit nach vorn gebogenem Rumpf: Emprosthotonus oder unter seitlicher Drehung desselben: Pleurothotonus; außerdem kann Bauchstarre auftreten mit Beklemmungsgefühl oder Schmerz in der Magengegend, Erschwerung der Harn- und Stuhlentleerung und kahnförmig eingezogenem Leib; H. Pribram vermißt niemals eine frühzeitige straffe Spannung der Bauchdecken. Frühzeitig wird auch die Gesichtsmuskulatur befallen; das Gesicht erscheint grinsend mit breit verzerrtem Munde, verengter Lidspalte, gradaus gerichteten Augäpfeln, vertiefter Nasolabialfalte, gehobenen Nasenflügeln, greisenhafter Faltung der Haut an Stirn und Wangen; die Verzerrung ist bisweilen so groß, daß, wie schon Aretäus bemerkt, der Kranke von seinen Freunden nicht erkannt wird oder, wie Farr erzählt, ein Jüngling den Eindruck eines Greises macht: Risus sardonicus, auch Hundskrampf Spasmus cynicus oder Facies tetanica genannt.

Die Stöße begleiten die Starre in wechselnder Ausdehnung. Sie erfolgen oft anscheinend spontan, meist aber hervorgerufen durch irgend einen Reiz z. B. Erschütterung des Bettes oder Zimmers, Geräusch, Lichtreiz, lautes Wort u. dgl. Sie beginnen meist mit einem Aufschrei, es folgt krampfhaftes Aufeinanderpressen der Zähne, Strecken des Rumpfes und der Extremitäten mit Überbiegung nach hinten und Einbohren des Kopfes in die Kissen, Arme meist dem Rumpf genähert, Finger zur Faust geballt mit eingeschlagenem Daumen, ev. auch Penis steif und Samen ausgepreßt, Schaum vor dem Munde. Bei den Stößen können mannigfaltige Verletzungen vorkommen, vor allem Zungenbiß u. a. (s. u.). Die Stöße sind äußerst schmerzhaft, so daß selbst abgehärtete Männer weinen und jammern. Wenn sich die Stöße auf die Schlingmuskulatur erstrecken (T. hydrophobicus), so ist die Nahrungsaufnahme, ganz abgesehen vom Trismus, erschwert, da bei jedem Schluckversuche oder vielleicht gar schon bei dem Gedanken daran ein Anfall ausgelöst wird; dabei kann Aspirationspneumonie hinzukommen. Wird die Atmungsmuskulatur (Zwerchfell und Glottis) befallen, so tritt Dyspnöe mit Zyanose, ev. Erstickung ein; für die Zwerchfellkrämpfe ist der Schmerz in der Präkordialgegend ein pathognomisches und daher meist übles Zeichen, jedoch nicht ein absolut ungünstiges, da er auch bei vorübergehendem, mehr oder weniger erhöhtem Tonus des Zwerchfelles vorkommt (vgl. Pribram). Manchmal fehlen die Stöße zeitweise vollkommen, so daß z. B. Pulszählen, Temperaturmessen, Umbetten, Nahrungszufuhr, Verbinden und kleinere Eingriffe ohne die Gefahr von Reflexkrämpfen vorgenommen werden können. Zahl und Dauer der Stöße ist sehr verschieden; bisweilen folgen sie sich in großen Pausen, bisweilen nur im Abstand von wenigen Minuten; die Dauer schwankt von wenigen Sekunden bis zu mehreren Minuten.

Goldscheider macht darauf aufmerksam, daß die Reflexsteigerung eines der auffälligsten und frühesten Merkmale des Tetanus bildet: der Babinskische Reflex findet sich beim Tetanus zum Teil als lokales Symptom, zum Teil als Zeichen einer allgemeinen gesteigerten Erregbarkeit. Der Unterkieferreflex ist gewöhnlich sehr erhöht; zuweilen ist die Auslösung infolge Masseterenspasmus unmöglich. Einen eigenartigen Anblick gewährt die öfters zu beobachtende Kontraktion des Platysma bei leichtem Klopfen auf den Unterkiefer oder die Wange. Ein bisher bei Tetanus noch nicht beobachtetes Symptom besteht in der gesteigerten Erregbarkeit der Nervenstämme, wie wir sie von der Tetanie her kennen (vor allem Ulnarisphänomen fast in der Hälfte der Fälle, in 4 Fällen auch Fazialisphänomen). Ein ziemlich häufiges Symptom ist eine Druckschmerzhaftigkeit hinter dem Kopfnicker in der Richtung gegen die Querfortsätze der Halswirbel. Auch Klieneberger fand häufig neben der Steigerung der allgemeinen Erregbarkeit einseitigen Fuß- und Patellarklonus, auffallend häufig, zuweilen auch als Frühsymptom, einen doppelseitigen Babinski und fast stets Fazialisphänomen. H. Pribram dagegen sah in manchen Fällen die Reflexsteigerung im Beginne und selbst auf der Höhe der Erkrankung nur in geringem Maße ausgeprägt, bisweilen erst im Beginne der Rekonvaleszenz deutlicher, Fazialis- und Ulnarisphänomen niemals. Pamperl fand bei einem Fall, bei welchem die Diagnose zwischen Tetanus und Tetanie schwankte, Fazialisphänomen positiv. Im Falle Fuchs fand sich beim Auslösen des Fußsohlenreflexes anfangs nur Plantarflexion der großen Zehe fehlend, am nächsten Tage Babinskisches Phänomen.

Von Allgemeinsymptomen sind folgende zu nennen: Bewußtsein ist gewöhnlich ungestört. Es besteht Schlaflosigkeit, in schweren Fällen fast vollkommen; Schlaf ist ein günstiges Zeichen. Temperatursteigerung fehlt oft oder ist nur angedeutet; meist tritt sie erst in den letzten Tagen ein; hohes Fieber, falls nicht durch andere Ursache bedingt, ist von übler Bedeutung; charakteristisch ist das Steigen der Körpertemperatur agonal (Calor mordax, Rose) bis auf 42 Grad und postmortal bis auf 42—45 Grad (Hyperpyrexie, auch ohne Thermometer schon erkennbar und an der Leiche den Laien oft bestürzend). Der Puls ist gewöhnlich etwas beschleunigt, namentlich zur Zeit der Anfälle, bei eintretender Herzschwäche sehr frequent (über 120), klein und unregelmäßig. Die Schweißsekretion ist gewaltig vermehrt, namentlich gelegentlich der Stöße. Die Harnmenge ist gewöhnlich vermindert, teils wegen der erschwerten Flüssigkeitsaufnahme, teils wegen der erhöhten Schweißproduktion, die Entleerung behindert durch das Nichtarbeiten der Bauchpresse und Sphinkterenkrampf; ebenso ist der Stuhl aus dem gleichen Grunde angehalten; es muß daher Harn und Stuhl ev. künstlich entleert werden. Über die Veränderungen von Blut und Stoffwechsel liegen aus dem Kriege nur wenige Berichte vor: Grote fand in Bestätigung der Ergebnisse von Bennecke eine neutrophile Leukozytose, welche sowohl absolut als relativ und welche abhängig von der Intensität der Muskelkrämpfe ist; bei intralumbaler Seruminjektion kann die Leukozytenzahl im Blute absinken unter gleichzeitiger Ansammlung der weißen Blutkörperchen im Liquor cerebrospinalis; Verfasser gibt auch Untersuchungsbefunde über den Blutzuckerwert. Arneth bemerkt dazu, daß nach eigenen und anderweitigen Untersuchungen bei unkompliziertem und therapeutisch unbeeinflußtem Tetanus keine oder keine nennenswerte Verschiebung des Blutbildes, höchstens ein vermehrter Austritt von Leukozyten aus den Reservedepots in die Blutbahn vorkommt und daß es sich bei den Befunden von Grote wohl um Leukozytenreaktion nach Einverleibung von Eiweißkörpern handeln dürfte. Leichtere Leukozytosewerte könnten den physiologischen Leukozytosen (wie bei der Verdauung, körperlichen Anstrengung, heißen Bädern, Schwangerschaft, epileptischen Anfällen u. dgl.) an die Seite gestellt und durch die gewaltige Muskelarbeit erklärt werden. In dem auffälligen, da von dem sonstigen Verhalten der neutrophilen Leukozyten bei Infektionskrankheiten abweichenden Nichtbetroffensein sieht er den Beweis, daß dem Tetanusgift keine Affinität zur Hauptmasse der neutrophilen Leukozyten zukommt. Dieser Umstand deute darauf hin, daß der Angriffspunkt des Tetanusgiftes lediglich in dem Zentralnervensystem zu suchen sei. Gerwiener bestimmte in seinem Fall von chronischem Tetanus die Stickstoffausscheidung im Harn; auf Grund seiner Untersuchungen bekennt er sich zu der auch von Blumenthal geäußerten Annahme, daß weniger der pathologische Prozeß d. h. die Krämpfe, als vielmehr der gesamte Körperstoffwechsel und die ev. Gewichtsabnahme für die Menge der stickstoffhaltigen Substanzen im Harn maßgebend sei.

Lokaler Tetanus.

In einer kleinen Zahl von Fällen bleibt der Tetanus auf den verletzten Körperteil beschränkt, meist auf die betreffende Extremität. Neben diesem sog. Extremitäten-Typus und dem weiter unten zu besprechenden Kopftypus unterscheidet Goldscheider noch einen Rumpftypus, bei welchem vor allem Rücken- und Bauchmuskulatur steif, während die Extremitäten weniger betroffen sind.

Der lokale Tetanus bleibt entweder völlig auf den verletzten Körperteil beschränkt (solche reinen Fälle sind jedenfalls selten) oder setzt sich doch erst spät und langsam auf den übrigen Körper, vor allem Kaumuskulatur und Rachen fort.

Der lokale Tetanus bietet im allgemeinen eine günstige Prognose; jedoch werden auch hierbei Todesfälle beschrieben vgl. Czerny (es starb die Hälfte), Brunzel (s. u.), Fuchs u. a.

Fälle von lokalem Tetanus sind schon lange bekannt vgl. Rose, ferner Brunner u. a.; Permin hat 60, Warthard 86 Fälle aus der Literatur vor dem Kriege zusammengestellt, vgl. z. T. auch Fuchs. Nach Kriegsverletzungen scheint der lokale Tetanus besonders häufig zu sein vgl. Fuchs, welcher auch Socin und Pirogoff zitiert. Über Fälle aus diesem Kriege berichten Czerny (6 unter 29), Kreuter (14 unter 31), E. Müller, Goldscheider, Kümmell (3 geheilte), Rehn u. a. Hammer beschreibt einen auf den linken Plexus lumbalis beschränkten Fall: bei schwerer Fliegerbombenverletzung des Oberschenkels Inzision und Schutzimpfung, 8 Tage später Schmerzen und sichtbare Muskelzuckungen in der Wunde, auch bei Berührung; im Eiter Tetanusbazillen, schließlich auch Schluckbeschwerden; allmähliche Heilung in 3 Wochen. Harf berichtet über einen interessanten Fall von Tetanus lateralis: am verletzten Unterarm zunächst Muskelstarre, allmählich den ganzen Arm ergreifend, erst danach Fazialis- und Trigeminusspasmus, weiter auch Starre an Hals, Stamm und Extremitäten, und zwar halbseitig, in umgekehrter Reihenfolge Rückgang der Krampferscheinungen, am längsten und intensivsten am Ausgangspunkt der Infektion, Krankheitsdauer 40 Tage; er zählt diesen unilateralen Tetanus zu dem lokalen, welcher durch die langsame Entwicklung und den chronischen, fast stets günstigen Verlauf charakterisiert ist. Auch Goldscheider fand bisweilen vorwiegende Lokalisation der Erscheinungen auf einer Seite, meist mehr angedeutet, bisweilen aber auch ausgesprochen; diese Einseitigkeit lasse sich am ungezwungensten erklären durch die Annahme, daß sich das Gift im zentralen Nervensystem besonders auf einer Seite verbreitet, und zwar auf der Seite der Eintrittspforte. Fuchs beobachtete nach einer schweren Verletzung an Rücken und Armen durch Handgranatenexplosion 14 Tage später Zuckungen im linken Bein mit zunehmend gesteigerten Reflexen, am 16. Tag auch Babinskisches Phänomen; die Krämpfe breiteten sich mit der Zeit auch auf die Rückenmuskulatur aus; Rektal- und Urethralmuskulatur schienen mitbeteiligt zu sein, auch traten Bauchdeckenkrämpfe ein; Schutzimpfung hatte stattgefunden; unter lokaler Serumbehandlung erfolgte Rückgang in 6 Wochen. Brunzel möchte die Prognose auch eines rein lokal verlaufenden Tetanus nicht ohne weiteres als günstig bezeichnet und überhaupt keinen Unterschied zwischen lokalem und allgemeinem Tetanus gemacht wissen; er beschreibt einen Fall von Krämpfen nur im verletzten Bein nach Granatsplitterverletzung der Kniescheibe, 3 Wochen nach Schutzimpfung; bei täglichen Injektionen von 600 A. E.-Serum in den N. ischiadicus und cruralis trat völliger Rückgang der Krämpfe in 8 Tagen ein, aber nach 14tägigem Wohlbefinden Exitus im Delirium cordis.

Kopftetanus.

Zu dem lokalen gehört auch der Kopftetanus, welcher ausgezeichnet ist durch die vollkommene oder teilweise Fazialislähmung: T. facialis (Rose) s. T. paralyticus (Klemm). Er kommt bei Kopfwunden, und zwar bei solchen im Gebiet des N. facialis vor, hier aber nicht konstant in der lokalen Form, bei Wunden am Auge auch mit Lähmung des N. oculomotorius, abducens, trochlearis. Er setzt sich oft auf Nacken, Rumpf und Glieder fort. Häufig, aber durchaus nicht immer, bestehen Schlingkrämpfe; den Kopftetanus mit ausschließlicher Beteiligung der Schlingmuskulatur bezeichnet Rose als T. hydrophobicoides. Der Kopftetanus hat, ebenso wie der lokale Tetanus überhaupt, eine günstige Prognose. Brunner hat den Kopftetanus in einer erschöpfenden Monographie behandelt. Fälle von Kopftetanus mit Fazialislähmung aus diesem Kriege beschreiben Kreuter (tödlich), Goldscheider u. a.

2. Verlauf.

Akuter und chronischer Tetanus.

Nach dem Verlauf können wir einen akuten und chronischen Tetanus unterscheiden, von denen der erstere zugleich meist komplett und heftig auftritt. Als chronischen Tetanus bezeichnen wir Fälle mit einer Krankheitsdauer von über mehreren Wochen; der chronische Tetanus gibt eine günstigere Prognose als der akute; gewöhnlich ist er zugleich inkomplett z. B. nur auf Kau-, Gesichts- und Nackenmuskulatur ausgedehnt und langsam sich ausbreitend.

Leichten und langsamen Krankheitsverlauf, oft ohne spastische Krisen, gewöhnlich aber mit permanenten progressiven Kontrakturen sahen Berard und Lumière bei den von ihnen beschriebenen Fällen von Spättetanus, für welche sie ein Verbleiben von Immunität zufolge früherer Seruminjektion vermuten.

Heilungsdauer.

Die Heilungsdauer des Tetanus beträgt gewöhnlich einige (4—6) Wochen. Jedoch kommen häufiger auch langwierigere Fälle vor. Solche Fälle werden als Tetanus chronicus — im engeren Sinne — oder Tetanus tardissimus aufgeführt; auch hat man, da sie zu einer Versteifung der Muskulatur führen können, die Bezeichnung: Stadium ankyloticum gebraucht. Rose sah bereits 10 Fälle letzterer Art, von denen 5 im zweiten, einer im 3., 2 im 4., je einer im 5. und 6. Monat geheilt wurden. Weitere Fälle von chronischem Tetanus aus der Zeit vor dem Kriege sind vereinzelt beschrieben worden z. B. von de Brun (3 Fälle von 3, 4 Monaten und 5 Jahren), Krober (1 Fall von 2 Jahren), Lewandowsky (mit Bauchmuskelstarre), Leube (Brustmuskelverkürzung bei einem über 5 Vierteljahre immer wieder rezidivierenden Fall) u. a. Goldscheider fand die Krankheitsdauer bei den geheilten Fällen durchschnittlich 33,5, mindestens 33, höchstens 40 Tage. Einen Fall von sehr chronischem Tetanus erwähnt Faust: Tetanus 10 Tage nach Granatsplitterverletzung des Fußes; typische Krampfanfälle 9 Tage lang; es blieben intensive Kieferklemme ($1^1/_2$ cm Zahnabstand) und rheumatische Schmerzen in der gesamten Muskulatur; am 78. Tage zunehmende Starre unter dem Bild eines stenokardischen Anfalles mit hochgradiger Atemnot, kleinem, frequenten Puls, Schweißausbruch; in der Folge täglich Wiederkehr solcher Anfälle; erst am 136. Tage Nachlassen der Muskelstarre, aber Kieferklemme und Bauchmuskelstarre bestanden fort; noch bei der Entlassung am 224. Tage tonische Hyperextension der großen Zehe, mäßige Kieferklemme, Spannungsgefühl auf der Brust bei Husten und Nießen, leichte Starre der Bauchmuskulatur. Einen noch ausgesprocheneren Fall beschreibt Gerwiener: Tetanus 14 Tage nach mehrfacher Granatsplitterverletzung, fast 6 Wochen anhaltend; Rückfall mit Krämpfen einige Wochen nach der Entlassung; nach im ganzen $9^1/_2$ monatiger Dauer durch Operation (Entfernung von Granatstecksplittern) in kurzer Zeit Ausheilung; der bakteriologische Nachweis von Tetanusbazillen in der Muskelnarbe bewies, daß die Tetanuskeime mehrere Monate lebens- und entwicklungsfähig geblieben waren; es wird angenommen, daß die Mobilisierung der Tetanuskeime durch plötzliche starke Erregung bzw. alkoholische Exzesse hervorgerufen wurden. Stauff sah 2 Fälle von chronischem Tetanus lokaler Art bei Granatsteckschuß: 1. seit 15 Monaten nur zeitweise auftretende Spasmen der Adduktoren und Flexoren des linken Oberschenkels, der langen Rücken- und der linken Gesäßmuskulatur ohne allgemeine Krämpfe; auswärts war Operation wegen Rückenmarkstumor vorgeschlagen; 2. seit 4 Monaten Krämpfe im linken Bein im Anschluß an allgemeinen Tetanus; in beiden Fällen Agglutination positiv; außerdem sah Stauff einige weitere Fälle von chronischem Tetanus mit ganz leichten Erscheinungen. Bungart erwähnt in der Diskussion einen Fall, welcher 14 Tage nach Oberschenkelsteckschuß Tetanus bekam; erst nach der 10 Monate später vorgenommenen Splitterextraktion trat kein Anfall mehr auf und verschwand allmählich die zurückgebliebene Muskelrigidität. Meyer und Weiler sahen bei einem mittelschweren Tetanus noch nach fast 2 Jahren Bauchmuskelstarre und Bewegungsstörung der Beine, so daß der Patient in der Bauchpresse, am Aufrichten, Stehen und Gehen behindert war. Bezüglich der Natur dieser Erscheinungen kommen sie auf Grund ihrer Untersuchungen zu folgenden Schlüssen: Die als posttetanische Starre beschriebene Dauerverkürzung der Muskeln bei Tetanus (sog. chronischer Tetanus) ist nicht durch aktive Kontraktion der Muskeln bedingt; sie wird weder durch intramuskuläre Injektion von Kurare noch durch Lumbalanästhesie beeinflußt; dagegen kann sie durch intramuskuläre Injektion von Kokain u. dgl. vorübergehend vollkommen aufgehoben werden, wie auch der Trismus bei akutem Tetanus dadurch beeinflußt wird. Fröhlich und Meyer sind jedoch der Ansicht, daß es sich in dem von Meyer und Weiler untersuchten Fall von chronischem Tetanus nicht um eine sekundäre „myogene“, sondern um eine primäre „gangliogene“ Starre der Bauchmuskeln handle, und zwar um eine durch eine dauernd gewordene Störung der Rückenmarksfunktion bedingte und unterhaltene Verkürzung, d. h. sie sehen die Ursache der Muskelstarre nicht in einer unmittelbaren Einwirkung des Toxins auf die Muskelzellen, sondern in einer Funktionsstörung des Rückenmarks. Die Muskelstarre sei kein anhaltender tonischer Krampf oder aktiver Kontraktionszustand, sondern ein allmählich einsetzender und zunehmender

Verkürzungszustand durch einfache Änderung der Länge der Muskeln in ihrer ruhigen Lage; dabei gehe die gangliogene primäre Muskelverkürzung nach einiger Zeit in eine vom Zentralnervensystem nicht mehr abhängige sekundäre Dauerverkürzung der Muskulatur über — allerdings nur selten beim Menschen. Wenn die Bauchmuskulatur im Gegensatz zu der Beinmuskulatur selbst im Schlaf und in der Narkose starr bleibt, so erklärt sich dies ohne Schwierigkeit aus der Andauer aller automatischen Bewegungsimpulse. Die Muskelerschlaffung durch Kokainpräparate ist also als eine Lähmung der peripheren motorischen Nerven in ihren Endigungen in den injizierten Bauchmuskeln zu deuten. Wenn die Starre durch intramuskuläre Injektion von Kurare und durch Lumbalanästhesie nicht beeeinflußt worden sei, so liegt dies daran, daß eine vollständige Ausschaltung der motorischen Nerven durch Kurare in den verwandten Dosen gar nicht erreichbar und daß durch die Lumbalanästhesie nur die schmerzübertragende, nicht aber die taktile und zentrifugal-motorische Leitung im Rückenmark unterbrochen sein dürfte, so daß ein Einfluß auf den Muskelkrampf überhaupt nicht zu erwarten war.

Krankheitsausgang bei geheilten Fällen.

Bei Übergang in Heilung erfolgt ein Rückgang der Stöße und des Spasmus. Die Zeichen des lokalen Tetanus, sowie ein eigentümlicher Gang und Gesichtsausdruck sind gewöhnlich die letzten Residuen der überstandenen Krankheit. Auch bei Rückbildung der Symptome kann aber plötzlich ein schwerer Zwerchfellkrampf mit Lebensgefahr eintreten (wie im Falle Faust). Mit Rückgang der Kieferstarre darf keinesfalls, worauf Rose hinweist, die finale Kieferlähmung verwechselt werden.

Komplikationen und Folgen.

Von Komplikationen sind begleitende Wundinfektionen zu nennen: Eiterung, ev. Sepsis und Gasphlegmone, ferner die Verletzungsfolgen, ev. Gangrän. H. Pribram macht darauf aufmerksam, daß Sepsis häufig ist, daß sie sich aber öfters dem klinischen Nachweis (Fieberkurve, Milztumor, Blutkultur, Leukozytenvermehrung) entzieht.

Die Folgen können in mittelbare und unmittelbare eingeteilt werden.

Unmittelbare Folgen rühren teils von den Stößen, teils von den Spasmen her. Durch die Stöße können entstehen: Blutergüsse und Zerreißungen der Muskeln mit nachfolgender Degeneration z. B. im M. rectus abd., pect. u. a. (Madelung, Chiari u. a.), Erstickung, Zungenbiß, Knochenbrüche z. B. Schädelbruch beim Hinschlagen Ambulanter (vgl. Rose), Ertrinken im Bade (Wilms zit. Rose), Verschlimmerung alter Gelenkleiden, Störungen in der Heilung von Knochenbrüchen und im Heilungsverlaufe nach Operationen. Kümmell erwähnt Luxation in Schulter und Ellenbogen bei lokalem Tetanus, Walcher subkutanes Emphysem am Halse, wegen Atembeschwerden Tracheotomie, darauf Nachlassen und schließlich Schwinden der Krämpfe innerhalb 4 Tagen, Tod am 13. Tage an Pneumonie, bei der Sektion Ausgang des Emphysems nicht auffindbar, Annahme eines Risses der Trachea beim Glottiskrampf. Von den Spasmen kann Muskelsteifigkeit und Verkürzung infolge der langen Ruhe bei der Starre, vielleicht auch infolge kleiner Einrisse und Blutungen zurückbleiben, als weitere Folge entsprechende Deformität z. B.

Kyphose, Beugekontraktur u. a., ferner Steifigkeit der Gelenke, speziell Kieferstarre, beim T. facialis auch Lähmung bzw. Atrophie der Gesichtsmuskulatur. Muskelsteifigkeit wird namentlich in den chronisch verlaufenden Fällen (s. o. Tetanus chronicus) vermerkt. Dabei ist ev. der Gang von besonderer Art, vgl. R. Schmidt, Meyer und Weiler u. a. Mittelbare Folgen der Tetanuserkrankung sind vor allem Erschöpfung mit Schwäche und Anämie, sowie Herzschwäche, hypostatische, katarrhalische und Schluckpneumonien, Dekubitus, Parotitis (diese wohl zu erklären durch Anomalien der Speichelabsonderung infolge des Trismus und Behandlung mit Narkotika analog der postoperativen Parotitis vgl. Leschke; bemerkenswert erscheint uns auch dabei ev. Mischinfektion der Wunde), Enteritis und hartnäckige Schlaflosigkeit (H. Pribram und andere).

3. Prognose.

Sterblichkeit.

Zur Beurteilung der Sterblichkeit im jetzigen Kriege müssen wir vergleichende Zahlen aus dem Frieden und aus früheren Kriegen heranziehen. Rose berechnet eine durchschnittliche Sterblichkeit von 88%, welche Zahl aber als veraltet gelten darf, Permin auf Grund einer Sammelstatistik aus 18 Kliniken 79 bzw. 62,1%. Diese Zahlen gelten vorwiegend für Verhältnisse im Frieden; im Kriege ist wohl infolge der Schwere der Infektion, sowie der Ungunst der Verhältnisse die Sterblichkeit eine höhere: 1866 sah v. Langenbeck keinen, Bardeleben von 13 nur einen durchkommen (Rose), 1870/71 war die Sterblichkeit 90,49% (Stricker), im amerikanischen Bürgerkriege 89,3% (Madelung), bei den österreichischen Truppen in Oberitalien 1859 85%, in dem Balkankriege 66,6% bei Inkubationszeit von 5—21 Tagen (Heyrowsky), im russisch-japanischen Kriege bei Inkubationszeit von 6—8 Tagen 92,85% (Hohlbeck).

Aus diesem Kriege fanden wir bisher folgende Sammel- und Einzelstatistiken: Madelung unter 166 Fällen 115 Todesfälle = 70%, Bazy unter 129 = 90, also ebenfalls 70%, Kümmell unter 351 auch 70%; dabei war zunächst im September nach Kümmell die Sterblichkeit 100%, im Oktober etwa 65%, später etwa 50%, also allmählich geringer, wohl dank der verbesserten Behandlung, H. Pribram ca. 75%, später 50%, Grundmann 65%, Knippen 70%, Stewert und Lang 80—90%, Bruce 57,7%, Kreuter 11 von 31, Czerny 13 von 28, Hochhaus 12 von 17, Sudeck 2 von 6, Klaußner 17 von 21, Martin 3 von 8, Wolfsohn 27 von 29, Eunicke 5 von 10, Debeughel 23 von 27, Dreyfus und Unger 10 von 32, Ach 1 von 8, Wiesel 1 von 15, Wienert 22 von 46, Hohmeier 9 von 14, Heile 5 von 12, Arzt 54 von 65, Chiari 1 von 10, v. Eiselsberg 22 von 32, Hinterstoißer 11 von 13, Lövi 44 von 52, Doyen 12 von 24, Rothfuchs 2 von 14, Enderlen 27 von 34, Goldscheider 13 von 23, Kotzenberg 13 von 21, Körte 26 von 28, Klieneberger 26 von 31, Most 15 von 17, Sonntag 20 von 20, v. Kutscha 4 von 9.

Diese Statistiken stammen vorwiegend aus der ersten Zeit des Krieges. Die Gesamtstatistiken aus dieser Zeit ergeben übereinstimmend eine Sterblichkeit von 70%, welche gegenüber der heutigen Friedenssterblichkeit (79 bzw. 62,1%, Permin) erhöht, gegenüber der Sterblichkeit früherer Kriege (ca. 90%) aber herabgesetzt erscheint. Pringsheim berechnet die Mortalität auf 80—90 %. Noch besser ist das Resultat der meisten Einzelstatistiken, bei welchen es sich oft um sorgfältig behandelte Fälle handelt; hier sinkt die Sterblichkeit auf durchschnittlich 66,6% (vgl. Sterblichkeit bei Serumbehandlung in diesem Kriege ca. 50%, s. u.), in einzelnen Fällen bis um 33,3%; die großen Unterschiede der Einzelstatistiken sind, soweit nicht durch Zufälligkeiten, durch die verschiedene Schwere der Erkrankung, speziell verschiedene Inkubationszeit (Feld-, Kriegs- und Reservelazarett!) zu erklären; in den vorderen Lazaretten ist die Sterblichkeit größer, in den hinteren kleiner, vor allem, weil in die letzteren die günstigeren Fälle mit längerer Inkubation u. dgl. gelangen. Kümmell fand unter 351 Fällen eine durchschnittliche Sterblichkeit von 70%, und zwar im Feld- und Kriegslazarett (226) 78%, in den Heimatlazaretten (125) 49%; in unserem Feldlazarett, welches im 1. Kriegsjahr vorwiegend in Bewegungskämpfen für Verwundete eingesetzt war, betrug die Sterblichkeit damals 100%, wobei es sich allerdings stets um Fälle mit kurzer Inkubationszeit (bis 9 Tage) handelte.

Im ganzen dürfen wir hoffen, daß dieser Krieg trotz seiner gewaltigen Ausdehnung und furchtbaren Kampfesweise mit einer geringeren Mortalität abschneidet — wenigstens auf deutscher Seite — als die früheren Kriege, wohl dank der vorzüglichen Organisation des Militärsanitätswesens (Transporteinrichtungen, Wundbehandlung, Schutzimpfung und therapeutische Maßnahmen).

Auf gegnerischer Seite war die Sterblichkeit — wenigstens in der ersten Zeit des Krieges — eine sehr hohe; nach Madelung wurde aus Paris über eine Mortalität von fast 100% berichtet; ein Arzt sah 1 von 14 Tetanuskranken heilen; ein anderer hoffte 4 von 20 durchzubringen; ein dritter verlor seine sämtlichen 4 Fälle; in Rouen wurden 2 von 12 geheilt; die meisten Chirurgen hatten eine Mortalität von 80—90%, Doyen jedoch nur 12% (3 von 24).

Todesursachen.

Der Tod erfolgt, wenn nicht durch die Schwere der Verletzung oder Mischinfektion (Sepsis, Gasphlegmone), entweder durch Herzschwäche infolge Giftwirkung, Erschöpfung durch die Muskelkrämpfe, Schlaflosigkeit und Unterernährung (in protrahierten Fällen kann der Kranke verhungern!) oder durch Erstickung (Glottis-Zwerchfellkrämpfe), ferner auch, namentlich bei chronischen Fällen, durch Aspirations-, hypostatische oder katarrhalische Pneumonie.

Nach B. O. Pribram ist die häufigste Todesursache neben Erstickung durch Glottis-Zwerchfellkrämpfe die konfluierende Lobulärpneumonie (in 11 von 23 Fällen). Frank fand bei 32 Sektionen 12 mal über beide Lungen diffus ausgebreitete konfluierende Bronchopneumonien mit eitriger Bronchitis, 4 mal Schluckpneumonie, 12 mal eitrige Spinalmeningitis; nur in 4 Fällen möchte er den Tod unmittelbar der Giftwirkung zuschreiben. Fränkel sah ebenfalls verschiedenste Momente bei dem tödlichen Ausgange beteiligt; bei 7 Fällen war nur einmal der Befund ein völlig negativer; in allen übrigen Fällen fanden sich Affektionen, welche teils allein den Tod hätten herbeiführen können, teils zu demselben jedenfalls erheblich mitgewirkt haben, wie Lungenhämatom, konfluierende Bronchopneumonie, Mischinfektion durch Gasbazillen und Streptokokken u. a. Goldscheider fand unter 13 Todesfällen einmal den Tod durch die Schwere der Verletzung (Lungenschuß) und zweimal durch Septikämie bedingt. Ghon fand bei einer größeren Zahl von Tetanusleichen die Symptome von Sepsis.

Gordon (zit. Madelung) erachtet die Prognose wesentlich abhängig von der Vergesellschaftung der Tetanusbazillen mit anderen virulenten Erregern, von welchen die wichtigsten die Anaerobier von Welch seien; Komplikation von Tetanus und Gasphlegmone wurde öfters beobachtet.

Beurteilung der Prognose.

Die Prognose ist im allgemeinen sehr ernst. Dies geht am besten aus der hohen Sterblichkeit hervor; vgl. auch das über die Komplikationen und Folgen, sowie über die Todesursachen Gesagte. Abgesehen von den Komplikationen (Schwere der Verletzung und Mischinfektion; namentlich mit Gasphlegmone und Sepsis) sind folgende Momente bei der Prognose zu berücksichtigen:

1. **Inkubationszeit.** Auch in diesem Kriege hat sich der alte Satz Roses bestätigt: Je später der Starrkrampf ausbricht, desto milder verläuft er, vgl. Blumenthal, Kreuter, Kümmell u. a. Rose berechnet die Sterblichkeit durchschnittlich auf 88%, bei Inkubationszeit von 1 Woche 91%, von 1—2 Wochen 81,3%, nach 2 Wochen 52,9% und bei ganz spätem Tetanus 50%, Permin bis zu 10 Tagen (199 Fälle) 78,9%, über 10 Tage (108) 37%. Kreuter fand in diesem Kriege bei seinen Verwundeten bis zu 7 Tagen (5) 60%, bis zu 14 Tagen (20) 35%, bis zu 21 Tagen (6) 16,7% oder bis zu 10 Tagen (14) 64,3%, über 10 Tage (17) 12,2%, Kümmell bis zu 7 Tagen (41) 90%, von 8—14 Tagen (62) 50%, von 15—42 Tagen (15) 32%, H. Pribram von 1—5 Tagen (10) 100%, 6—10 (14) 78%, 11—14 (13) 31%, 15—19 (6) 33%, über 20 (4) 0%. Czerny hatte bei 21 geheilten Fällen eine durchschnittliche Inkubationszeit von 12,8 und bei den Gestorbenen von 6,6 Tagen, Grundmann eine durchschnittliche Sterblichkeit von 65%, bei Inkubationszeit von 3—5 Tagen aber 80%; unsere Fälle mit einer Inkubationszeit von 7—10 Tagen starben sämtlich. Jedoch kommen Ausnahmen von obiger Regel vor, namentlich insofern, als ein Tetanus mit langer Inkubationszeit bisweilen einen sehr stürmischen Verlauf und einen ungünstigen Ausgang nimmt; auch kann jederzeit durch Atmungskrämpfe, Komplikationen u. a. ein rasches Ende eintreten. Schließlich ist zu bemerken, daß die Inkubation nicht immer mit der Zeit des Ausbruchs der Krankheit seit der Verletzung zusammenzufallen braucht; vielmehr ist sie erst vom Moment der Toxinproduktion bzw. -resorption zu rechnen; das ist besonders bei den Fällen von Früh- und Spättetanus, sowie für die sekundäre Infektion zu beachten.

2. **Die Heftigkeit, Schnelligkeit und Vollständigkeit des Krankheitsverlaufes.** Die Schwere der Krankheit entspricht gewöhnlich der Kürze der Inkubationszeit, d. h. je früher der Starrkrampf ausbricht, desto vollständiger, schneller und heftiger verläuft er vgl. Rose. Besonders wichtig für die Prognose ist das Tempo, in welchem sich die Erscheinungen des Starrkrampfes entwickeln und ausdehnen vgl. Goldscheider, welcher diese Tatsache auch in 2 Fällen mit langer Inkubationszeit (21 bzw. 27 Tagen) ausgesprochen fand. Es gilt hier noch heute der Satz des Hippokrates: Die schlimmsten Tage der Krankheit sind die ersten 4; wer den 4. Tag überlebt, dürfte auch die Krankheit überstehen. Nach Rose starben 81,26% (also $^4/_5$) aller Fälle schon in der ersten Woche, 94% bis Ende der 2. Woche, nach 1 Monat fast alle, nur ganz vereinzelte später. Auch die neueren Erfahrungen sprechen

in dem genannten Sinne vgl. Blumenthal. Im Kriege erscheint entsprechend der Schwere und Eigenart des Falles der Krankheitsverlauf ein besonders rascher zu sein; so bemerkt schon Rose, daß im amerikanischen Sezessionskriege $^4/_5$ aller Todesfälle schon in den ersten 2 Tagen eingetreten sind. Auch unsere Tetanuskranken starben alle in den ersten 2, einzelne in 3 Tagen. Kreuters Todesfälle betrafen die Zeit von $1^1/_2$—8 Tagen, davon 8 die ersten 4.

3. Lokalisation der Krämpfe. Dieser Umstand deckt sich größtenteils mit dem vorigen. Auch die Stelle der Verletzung soll eine Rolle spielen; H. Pribram bemerkt dazu, daß unter 3 Kopf- und 1 Rumpfverletzung 0, unter 20 Verletzungen der oberen Extremität 12 = 60%, unter 23 Verletzungen der unteren Extremität 15 = 65% Todesfälle waren; ferner starb ein Fall von Verletzung an Rumpf und unterer Extremität und unter 3 Fällen von Verletzung der oberen und unteren Extremitäten einer. Heftiger Trismus ist ungünstig, und zwar um so ungünstiger, je vollständiger der Zahnschluß ist; ist der Zahnschluß unvollständig, so kamen nach Rose die Hälfte der Fälle durch. Besonders ungünstig ist das Befallenwerden der Schlingmuskulatur (Ernährung, Schluckpneumonie!) und der Glottis-Zwerchfellmuskulatur (Erstickung!). B. O. Pribram bemerkt darüber, daß Fälle mit Trismus, Opisthotonus und Krämpfen peripherer Muskelgruppen relativ günstige Prognose liefern, vorausgesetzt, daß pulmonale und kardiale Komplikationen fehlen, daß aber die Prognose ungünstig ist bei Zwerchfell- und Glottiskrämpfen, auch wenn die übrige Muskulatur vollkommen unbeteiligt ist; in dieser Beziehung sei der epigastrische Schmerz als ein sicheres Frühsymptom kommender Zwerchfellkrämpfe ein schlechtes Zeichen. Matti hält diese Differenzierung dei Prognose insofern für nicht ganz zuverlässig, als Zwerchfellkrämpfe jederzeit zu den Krämpfen der übrigen Muskulatur hinzutreten können und dann die Prognose sofort ernst gestalten. Weintraud warnt vor Unterschätzung der Schwere der Erkrankung, wenn die Krankheitserscheinungen nur angedeutet sind oder nach längerer Inkubationszeit auftraten, da jederzeit das Bild des schwersten Tetanus sich entwickeln kann, selbst bei wochenlanger Inkubation; in ähnlichem Sinne äußert sich Teutschlaender (s. o. Spättetanus).

Als ungünstig gilt ferner, was zum Teil mit dem vorigen zusammenhängt, schlechte Beeinflußbarkeit der Krämpfe durch Narkotika, Schlaflosigkeit, hohes Fieber u. a., als Zeichen des nahen Todes Herzschwäche, Hyperpyrexie, Kieferlähmung.

4. Diagnose.

Auf der Höhe der Krankheitsentwicklung mit ausgebildeter Starre (Trismus, Nackensteifigkeit, Schluckbeschwerden, Facies tetanica) und Stößen ist die Diagnose leicht und unverkennbar.

Differentialdiagnose. Im Beginn der Erkrankung, namentlich bei langsam einsetzenden Erscheinungen und in Fällen von Spättetanus, wo wegen der schon länger zurückliegenden Verletzung der Gedanke an Tetanus ferner liegt, sind Verwechslungen mit anderen Krankheiten möglich und auch öfters vorgekommen. Für den Tetanus sind differentialdiagnostisch wichtig die unten bei der Frühdiagnose besprochenen Symptome, vor allem die Kieferstarre und die meist gleichzeitig schon nachweisbare Nackensteifigkeit sowie Schluckbeschwerden, auch Bauchdeckenspannung (H. Pribram).

Der auf die Kiefermuskulatur beschränkte Spasmus wurde, was schon von de Haen und seither immer wieder beobachtet wurde (vgl. Rose), verwechselt mit sonstigen Affektionen, welche ebenfalls zu einer Kieferklemme führen können: Entzündung der Kiefergelenke (seltene Affektion!), Kiefererkrankung, Periostitis, Zahnleiden, vor allem Weisheitszahnbeschwerden, Parotitis, Mandelabszeß, Verletzungsfolge u. a.

Tetanische Schlingbeschwerden werden oft mit Mandelaffektion erklärt; Quincke erwähnt neuerdings einen Fall, bei welchem Angina angenommen war.

Lokale Erscheinungen des Tetanus am verletzten Körperteile imponieren als Unfallfolge. (Lokaler Schock, Muskel- oder Nervenverletzung.)

Neben diesen häufigsten Verwechslungen seien noch folgende bemerkt: Meningitis und Hirnabszeß bei Schädelwunden, epidemische Zerebrospinalmeningitis (hierbei hohes Fieber, Benommenheit, Kopfschmerzen, Erbrechen, Drüsenschwellungen, Herpes, zerebrale Symptome!), Lyssa namentlich bei Vorhandensein von Schlingkrämpfen (bei Lyssa keine Starre, speziell kein Trismus oder Nackensteifigkeit, Tierbiß vorhanden!), Hysterie (z. B. in 1 Falle von H. Pribram), Strychninvergiftung, Urämie, Muskel- und Gelenkrheumatismus (z. B. in einem Falle von Voelcker schwankte die Diagnose zwischen Tetanus und Polyarthritis rheumatica), Tetanie (B. O. Pribram bemerkt, daß im Gegensatz zur Tetanie beim Tetanus Fazialisphänomen, Zwangsstellung der Hand und Adduktorenkrampf fehlen; Goldscheider, Klieneberger, Pamperl u. a. jedoch fanden beim Tetanus eine gesteigerte mechanische Erregbarkeit der Nerven, öfters auch Fazialisphänomen).

Frühdiagnose. Eine möglichst frühe Diagnose ist beim Tetanus von größter Wichtigkeit zwecks möglichst frühzeitiger Einleitung einer Behandlung, vor allem Wund- und Serumbehandlung, deren Aussichten mit fortschreitender Krankheit immer schlechter werden. Auf die Wichtigkeit der Frühdiagnose weisen vor allem hin: Kreuter, Weintraud, Blumenthal, E. Müller, Hochhaus, Menzer, Heile, Ach, Grundmann, Goldscheider, Klieneberger, Bockenheimer, Kümmell, Sonntag, Martin u. a., außerdem die bei der bakteriologischen Diagnose genannten Autoren (s. u.).

Für die Frühdiagnose kommen folgende Symptome in Betracht:

a) **Klinische Symptome.** Dieselben sind bei der Symptomatik genauer beschrieben. Das Pflegepersonal ist auf dieselben aufmerksam zu machen und soll die Verwundeten regelmäßig nach entsprechenden Beschwerden (Kaubeschwerden u. a.) abfragen. In verdächtigen Fällen ist auch schon vor der völligen Sicherstellung der Diagnose entsprechende Behandlung, vor allem mit Serum, einzuleiten.

1. Die Prodromalsymptome; diese sind allerdings oft sehr unbestimmter Art, jedoch im Verein mit den später genannten ev. von Wert. Verdächtig ist vor allem gesteigerte Reflex-Erregbarkeit, welche teils spontan z. B. Zusammenschrecken auf leichte Reize, teils bei besonders darauf gerichteter Untersuchung gefunden wird, ferner starkes Schwitzen, Dysurie und Stuhlverstopfung, Schlaflosigkeit u. a. Besonders lehrreich ist der Fall von Fuchs, bei welchem

die Diagnose anfangs auf Schwierigkeiten stieß und durch die frühzeitig auftretende enorme Reflexerregbarkeitssteigerung und starke Schweißabsonderung ermöglicht wurde.

2. Lokale Symptome: Ziehen, Spannen, Schmerzen, Zuckungen oder Steifigkeit in der der Wunde nahegelegenen Muskulatur, teils spontan, teils auf Beklopfen. Wie oben erwähnt, sind diese lokalen Zeichen häufiger, als man bisher angenommen hat, werden allerdings oft übersehen oder mit Verletzungsfolgen, rheumatischer Affektion u. dgl. verwechselt; sie sind unter dem Namen der „Aura tetanica“ von jeher bekannt.

3. Die beginnende Starre, vor allem die Kieferklemme. Diese ist allerdings nicht das erste Symptom des Tetanus, wohl aber das erste einwandfreie. Sie wird bisweilen verwechselt mit andersartigen Affektionen (s. o. Differentialdiagnose). Nach Rose kontrolliert man am besten die Kieferstarre im Anfangsstadium an der Innenseite der Backe in der vorderen Mundhöhle durch die vordere Masseterkante, indem man mit dem Zeigefinger bei geschlossenen Zähnen zwischen diesen und Wange eingeht und den Kranken zubeißen läßt; man fühlt dabei die harte Kante des Masseters; beim Öffnen des Kiefers verschwindet diese Kante beim Gesunden, beim Tetanuskranken aber nicht, bleibt vielmehr als mehr oder weniger straff gespannte Saite. Meist besteht schon frühzeitig Unvermögen, den Mund weit zu öffnen; beim Öffnen des Mundes werden die Mundwinkel in eigentümlicher Weise nach unten gezogen. Oft tritt beim Befehl, die Zunge herauszustrecken, Kieferschluß ein. Verdächtig ist auch auffallend langsames Öffnen und Schließen des Mundes. Klagen über Kaubeschwerden sind bei Kriegsverletzten so gut wie immer die ersten Zeichen des Tetanus.

Gleichzeitig besteht auch schon meist Nackensteifigkeit, zunächst in Form von Spannung im Nacken, ferner auf der Brust; am besten wird die Nackensteifigkeit erkannt, indem man den Kranken auffordert, das Kinn der Brust zu nähern oder sich im Bett aufzurichten.

Schließlich bestehen schon frühzeitig Halsbeschwerden: Kratzen, Schmerzen, Schluckerschwerung, ähnlich wie bei Halsentzündung, mit welcher die tetanischen Schlingbeschwerden verwechselt werden können.

b) Bakteriologische Frühdiagnose. Gegebenfalls soll man versuchen, durch den Nachweis des spezifischen Erregers bzw. seines Giftes frühzeitig die Diagnose zu stellen; für die Einrichtung eines entsprechenden Laboratoriums ist nach Möglichkeit zu sorgen.

Der Nachweis des spezifischen Erregers kann auf folgende Weise gelingen:

1. mikroskopisch; dieser Nachweis ist wenig aussichtsreich, nach Fränkel nahezu unmöglich;

2. kulturell; dieser Nachweis gelingt ebenfalls recht selten, ist zwar nach Fränkel etwas aussichtsreicher als der vorgenannte, aber recht schwierig und zeitraubend;

3. im Tierversuch; dieser Nachweis ist der wichtigste, weil aussichtsreichste. Zur Technik: Wundsekret, Wundschorf, Gewebsstückchen oder Fremdkörper werden einer weißen Maus an der Schwanzwurzel subkutan einverleibt, nach Abtötung der Begleitbakterien, ev. mit künstlichem Fremdkörper z. B. Holzsplitter oder Bimssteinpulver; gegebenenfalls erkrankt das

Tier an Tetanus nach 2—3 Tagen. Rumpel verwandte folgende Methode: Abstrich aus verschiedenen Stellen der Wunde mit Wattebäuschchen wie zu Diphtherie-Abstrich, Aufschwemmen in Kochsalzlösung, Erhitzen auf 56 Grad zur Abtötung der Begleitbakterien, Tierversuch; von 61 Impfungen fielen 6 positiv aus; 3 von diesen erkrankten an Tetanus, außerdem 1 negativer. Fränkel, Fahr, Rumpel betonen die Wichtigkeit des Tierversuches; Jakobsthal empfiehlt Kultur und Tierversuch nebeneinander.

Der Nachweis von Tetanusbazillen ist übrigens keineswegs gleichbedeutend mit Tetanuserkrankung; es gibt auch eine latente Infektion, ohne daß es zur Krankheit kommt. Solche Fälle sind schon in der älteren Literatur beschrieben (vgl. Teutschlaender), neuerdings von Rumpel (s. o.), Läwen (bei Armverletzung Tetanusbazillen gefunden, nach 3 maliger Injektion von Heilserum in den Plexus brach. kein Krankheitsausbruch), Teutschlaender (2 Fälle, einmal mit morphologischem Nachweis, einmal mit Nachweis durch Kultur und Tierversuch). In solchen Fällen von Tetanusbazillenbefund empfiehlt sich jedenfalls auch ohne klinische Symptome sofortige Behandlung wie bei ausgebrochenem Tetanus (Serum- und Wundbehandlung) vgl. Fränkel, Teutschlaender u. a.

Der Nachweis des Giftes im Blute des Kranken kann bereits im Inkubationsstadium gelingen, wenigstens wenn größere Mengen vorhanden sind (vgl. McClintock und Hutchings sowie Madsen im Tierversuch); eine praktische Bedeutung für die Frühdiagnose kommt dieser Tatsache wohl kaum zu.

5. Prophylaxe.

Die Prophylaxe beansprucht mit Rücksicht auf ihren großen Wert einerseits und die geringe Aussicht der Behandlung des ausgebrochenen Tetanus andererseits die größte Bedeutung. Die Prophylaxe ist sowohl eine antitoxische: Serumprophylaxe (Schutzimpfung), wie eine antibakterielle: Wundprophylaxe. Die Unterlassung jener und die Vernachlässigung dieser bedeuten beide für den Patienten einen nicht wieder gut zu machenden Schaden.

a) Serum-Prophylaye (Schutzimpfung).

Die Serumprophylaxe besteht in der Einspritzung des Heilserums vor dem Krankheitsausbruch, und zwar möglichst frühzeitig. Die Prophylaxe ist insofern eine eingeschränkte, als sie erst nach der infizierten Verletzung erfolgt. Die Grundlagen des antitoxischen Heilserums, sowie dessen Nebenwirkung (Serumkrankheit) sollen gelegentlich der Serumbehandlung im Zusammenhang besprochen werden.

Der Wert der Schutzimpfung wird heute wohl allgemein anerkannt. Zu Beginn des jetzigen Krieges war er zwar für denjenigen, welcher die Literatur aufmerksam durchforscht oder an eigenem Materiale genügende Beobachtungen gemacht hatte, auch schon so gut wie ausgemacht, genoß aber keineswegs die allgemeine Anerkennung; dies geht aus Mitteilungen der Literatur und Verhandlungen auf den Kongressen und ersten kriegschirurgischen Tagungen (vgl. Kriegschirurgentag in Brüssel vom 7. April 1915 u. a.) hervor. Aber schon unter dem Eindruck der ersten Beobachtungen und noch mehr wohl unter dem der nunmehr $3^1/_2$jährigen Erfahrungen in dem jetzigen Kriege dürfte sich der Standpunkt ganz wesentlich geändert haben, wie aus den unten angeführten Mitteilungen hervorgeht. Heutzutage dürfte wohl kein Arzt mehr an dem Nutzen der Schutzimpfung und an der Notwendigkeit ihrer Anwendung zweifeln. Kreuter bemerkt dazu: „Die Kriegslehren müssen in die Friedenspraxis übergehen. Von nun an muß man mit Kocher jeden Arzt zur Verantwortung ziehen, welcher bei einer verdächtigen Verletzung versäumte, Heilserum zu verabfolgen. Ein eiserner Bestand an solchem sollte behördlich von jedem Praktiker verlangt werden." Die allgemeine Durchführung der Schutzimpfung ist bald nach Beginn des Krieges von der militärärztlichen Behörde angeordnet worden. Auch in Frankreich ist dieses bereits Ende September 1914 auf Grund eines Gutachtens der medizinischen Akademie geschehen (vgl. Bazy); die französische Regierung war bekanntlich auch die erste, welche in allen Kolonialkriegen die Schutzimpfung zur Anwendung kommen ließ.

Die allgemeine Durchführung der Schutzimpfung stieß im Beginn des Krieges zeitweise auf Schwierigkeiten, da eine entsprechende gewaltige Menge von Heilserum nicht zur Verfügung stand und nicht sofort geliefert werden konnte, zumal große Mengen für die Behandlung des ausgebrochenen Tetanus gebraucht worden waren. Damals empfahl Kolle die Verwendung auch von niedrigwertigem Serum; die Serum-Institute legten demgemäß in ihrer Gebrauchsanweisung die Verwendung von 3- oder 2fachem Serum in entsprechend größerer Menge nahe; Bazy (Frankreich) verwandte im Notfalle auch nur 2 ccm statt der sonst üblichen 10 ccm. Übrigens war bald auch für die Herstellung von genügend Heilserum gesorgt; wie von Behring Ende des Jahres 1914 mitteilte, standen damals monatlich über 100 000 Schutzdosen zu 20 A.E. zur Verfügung. Insbesondere wurde die Beorderung geeigneter Bakteriologen, die Bereitstellung von genügendem Pferdematerial u. a. sofort veranlaßt vgl. Kolle, Jakobsthal.

Wenn nach dem Gesagten im Kriege die Notwendigkeit der Schutzimpfung als allgemein anerkannt und ihre Durchführung als möglich gelten muß, so besteht verschiedene Ansicht nur noch über die Frage, ob man prinzipiell alle oder nur die sog. verdächtigen Kriegsverletzungen impfen soll. Diese Frage wird unseres Erachtens einfach durch die Tatsache gelöst, daß man einer Wunde nicht ansehen kann, ob sie tetanusverdächtig ist oder nicht; auch die bakteriologische Diagnose (s. o.) läßt im Stich, da sie nicht immer gelingt und manchmal ohne Erkrankung positiv ausfällt, abgesehen davon, daß sie bei den meisten Kriegsverletzungen wegen ihrer Umständlichkeit nicht in Frage kommt. Zwar sind bestimmte Verletzungstypen besonders tetanusverdächtig (s. o. Bedingungen der Infektion), aber auch die anderen werden vom Tetanus nicht absolut verschont, speziell auch nicht leichte Streifschüsse oder glatte Durchschüsse durch Gewehrgeschoß. Daraus ergibt sich die Notwendigkeit, alle Kriegsverletzungen der Schutzimpfung zu unterziehen, und nur, wenn dies nicht angängig ist z. B. bei Serummangel, vor allem die tetanusverdächtigen. Ausdrücklich sprechen sich in diesem Sinne aus: Kreuter, Bockenheimer, Franz, Kolle, Kümmell, Bazy, B. O. Pribram, Sonntag, Kappis u. a. Welche Verletzungen als besonders tetanusgefährdet anzusehen sind, ist oben erwähnt, s. Bedingungen der Infektion; daselbst ist ferner bemerkt, daß auch bei Fußerfrierungen Schutzimpfung angezeigt ist.

Eine weitere Besprechung verlangt die Technik der Schutzimpfung, vor allem die Frage von Präparat, Dosis, Applikation, Zeit und Wiederholung. In dieser Beziehung sind Studien über die Mißerfolge der Schutzimpfung von großem Werte, wie sie namentlich von Aschoff und Robertson angestellt wurden; nach diesen Autoren kommen folgende Gründe für die Mißerfolge der Schutzimpfung in Frage:

1. **Zeitintervall zwischen Verletzung und Schutzimpfung.** Von 66 Fällen entsprachen nur 18 der Forderung der frühzeitigen Anwendung, von denen $50^0/_0$ starben. Nach Aschoff u. Robertson muß die Schutzimpfung mindestens 24 Stunden nach der Verletzung erfolgen, da bei schweren Tetanusfällen nur 4—6, bei schwersten 2—3 Tage bis zur genügenden Giftbildung zu vergehen brauchen und für das Antitoxin erst eine genügende Anreicherung stattfinden muß.

2. **Präparat,** speziell Dosis bzw. Herkunft. Was die Dosis des prophylaktisch injizierten Tetanusserums angeht, so haben die Kriegserfahrungen bestätigt, daß die von v. Behring empfohlene und allgemein als ausreichend geltende Schutzdosis von 20 A. E. genügt. Einzelne Autoren (Bockenheimer, Kreuter u. a.) sind allerdings für eine höhere Dosis; Brunner bemerkt unter Hinweis auf einzelne Mißerfolge, besonders auf einen eigenen Fall, welcher trotz 3 maliger Schutzimpfung schwer erkrankte, daß zur prophylaktischen Bekämpfung schwerer Infektionen größere, wiederholt in Intervallen verabreichte Serummengen erforderlich erscheinen. Wichtiger als die Erhöhung der Dosis erscheint deren Wiederholung (s. 4.).

Als die zuverlässigsten Präparate sind die deutschen anzusehen. Sie werden nach v. Behring nur von einigen amerikanischen Präparaten erreicht. Die anderen auswärtigen Sera enthielten, wie seine Untersuchungen ergaben, 5—10 mal mehr Proteine. Von 66 Tetanusfällen, welche Aschoff und Robertson zusammenstellten, waren 35 mit französischem Serum geimpft, von denen 24, und zwar $^2/_3$ der Gesamttodesfälle starben. Für das amerikanische Serum ist zu bemerken, daß dessen Wertigkeit eine anders berechnete ist: 50 A. E. entsprechen 1 deutschen.

3. **Applikation.** Dieselbe soll subkutan erfolgen, lokal nur unterstützend, weil dabei eine zuverlässige Resorption nicht gewährleistet und weil eine Einwirkung auf die Erreger überhaupt nicht zu erwarten ist; dies gilt vor allem für die Bockenheimersche Antitoxinsalbe und das Trockenserum von Calmette; statt des flüssigen Serums von v. Behring oder der mit diesem getränkten Tampons nach Suter empfahlen Aschoff u. Robertson trockene, vor Gebrauch anzufeuchtende Antitoxin-Verbandstoffe, auch diese statt der Subkutanapplikation, wenn solche nicht möglich oder wegen Anaphylaxiegefahr nicht rätlich ist. Die subkutane Injektion wird meist in der Umgebung der Verletzung vorgenommen; an welcher Stelle sie erfolgt, ist gleichgültig.

4. **Ungenügende Dauer der Immunität** nach einmaliger Schutzimpfung, besonders wichtig für Fälle von langer Inkubationszeit, Spättetanus und Rezidiv. Von 66 Fällen zeigten 10 verzögerte Erkrankung und 8 abnorm verlängerte Inkubation, nämlich solche von 15—25 Tagen. Die Zeit der Immunität nach der ersten Schutzimpfung beträgt nach Ehrlich durchschnittlich 2—3, höchstens 6 Wochen, v. Behring ca. 20, Tizzoni 14, Delbet 10, Graser u. a. 8, Bazy

höchstens 15 Tage. Aschoff u. Robertson kommen auf Grund von Experimenten zu dem Schluß, daß die passive Immunität beim Menschen ungefähr 15 Tage wirksam bleibt und noch 5 Tage länger eine schwächere Wirkung aufweist; bei größeren Giftmengen dürfte man mit einer durchschnittlichen Schutzdauer von 1 Woche rechnen müssen. Nach Löwenstein fällt die Ausscheidungskurve des injizierten Tetanus-Antitoxins am 5. Tage steil ab und ist am 10. Tage sicher auf dem 0-Punkt angelangt. Von den meisten Autoren wird daher neuerdings eine Wiederholung der Schutzimpfung gefordert, s. u.

5. **Individuelle Besonderheiten**: Erhöhte Empfindlichkeit gegen das Gift oder erhöhte Fähigkeit der Zerstörung des Antitoxins.

Es ergibt sich aus dem Gesagten, daß, wenn auch nicht alle Mißerfolge der Schutzimpfung weggeleugnet werden können, jedoch ein großer Teil derselben auf Fehlern der Technik beruht, und daß bei genauer Beachtung der gültigen Gesetze der Prozentsatz der trotz Schutzimpfung Erkrankten ein ganz geringer ist, welcher sich vielleicht durch weitere Verbesserungen der Serumprophylaxe noch mehr verringern läßt. Weiter ist zu bemerken, daß, wenn auch einzelne Mißerfolge vorkommen dürften, so doch durch die Schutzimpfung die Erkrankung auch in diesen Fällen gemildert und Todesfälle fast ganz vermieden zu werden scheinen.

Für die Schutzimpfung ergeben sich aus dem Gesagten folgende Forderungen: Vollwertiges Präparat, am besten deutsches, Dosis von 20 A.E., nur im Notfalle weniger, Applikation subkutan ev. auch gleichzeitig lokal in die Wunde, und zwar hier durch flüssiges oder an Verbandstoff angetrocknetes Serum, möglichst frühzeitige Anwendung, Wiederholung etwa alle (5 bis) 8 Tage, ev. bis über 1 Monat, namentlich bei sich nicht reinigenden Wunden und Steckschüssen, ferner vor einer Operation 8 Tage nach der Schutzimpfung (diese Wiederholung wird von den meisten Autoren (s. u.), übrigens bereits 1904 von Bazy (vgl. Suter), Tavel (bei Mischinfektionen) u. a., gefordert, besonders auch von solchen, welche Fälle von Spättetanus beschrieben, s. o.). Bei länger zurückliegender Verletzung empfiehlt sich eine Technik ähnlich wie bei der Serumbehandlung, nämlich erhöhte Dosis, öftere Wiederholung und sonstige Applikation, vor allem endoneural.

Bei der hohen Bedeutung der Schutzimpfung sei es uns gestattet, auch die wichtigsten fürsprechenden Stimmen aus der Zeit vor dem Kriege kurz anzuführen: Das Heilserum wurde 1890 von v. Behring und Kitasato auf Grund der im Tierexperiment sichergestellten Schutzwirkung zur Schutzimpfung vorgeschlagen, 1890 von v. Leyden und Blumenthal u. a. bei allen verdächtigen Wunden und später von Calmette bei allen Schußverletzungen des Krieges empfohlen. In der Folgezeit wurde über hervorragende Erfolge der Schutzimpfung berichtet, nämlich u. a. von Nocard bei Pferden, (3000) völliges Aufhören des Tetanus mit Einführung der Schutzimpfung gegenüber häufiger Erkrankung (z. B. nach Kastration) und 259 Erkrankungen bei gleichzeitig nicht geimpften Tieren zuvor. Rosthorn bzw. Kraus an einer Frauenklinik, wo trotz aller Desinfektionsmaßnahmen der Tetanus nicht schwinden wollte. Martens sowie de Ahna im Krankenhaus Bethanien in $3^1/_2$ Jahren bis auf einen nicht geimpften Fall. Letulle in Indochina, während früher $^1/_5$ aller Neugeborenen an Tetanus starben, Scherk bei 291 Platzpatronenverletzungen in New York 1904—1906, während 1903 16 von 56 an Tetanus starben. Juillard bis auf einen leicht verlaufenden und ausheilenden Fall. Marx fand mit Einführung der Schutzimpfung Aufhören des Tetanus bei der Chinaexpedition, ebenso Herhold, nachdem er vorher 4 Tetanusfälle, davon 3 tödliche gesehen hatte, Heyrowsky bzw. Exner sahen in dem Balkankriege nur 1 Fall von Tetanus trotz Schutzimpfung, diesen aber ausheilend. Aschoff u. Robertson zitieren folgende günstige Berichte: bei Pferden Nocard, Sundt, Pickmann, Mulotte, Dieudonné, Naudrin, Pecus, Mc Farland, Munich, bei Menschen v. Rosthorn, v. Leyden-Blumenthal, Herhold, Championnière, Lotheißen, Bär, Le Dentu, Vaillard, Graser, Tizzoni. Sie bringen zu den bisherigen Statistiken noch eine solche über die anläßlich der jährlichen Feier des 4. Juli in Amerika reichlich zu beobachtenden Schußverletzungen, welche den Rückgang der Tetanuserkrankungen unter dem Einfluß der seit 1904 immer mehr angewandten Schutzimpfung zeigen: während 1901 9,53% Tetanusfälle vorkamen, waren es seitdem immer weniger, nämlich 1904 2,52%, 1914 aber nur noch 0,2%, und zwar unter 1506 Geimpften nur 3. Friedrich berichtet, daß trotz des häufigen Vorkommens von Tetanus an der pommerischen Küste seit Einführung der Schutzimpfung unter den Frischverletzten der Greifswalder Klinik mit Ausnahme eines einzigen Falles, welchen Pochhammer mitgeteilt hat, kein Fall von Tetanus mehr aufgetreten sei, und daß die relativ häufigen Erkrankungen, welche auf der Klinik behandelt wurden, sämtlich von außerhalb zugesandt waren, wo nicht prophylaktisch gespritzt wurde. In der Erlanger Klinik ist, wie Kreuter berichtet, seit 15 Jahren kein Tetanus bei einer primär in der Klinik versorgten Wunde aufgetreten; zweimal konnte Kreuter mit extrahierten Fremdkörpern beim Tier Tetanus erzeugen, während die Patienten frei blieben. In den Kliniken von Payr, wo bei jeder verdächtigen Wunde die Schutzimpfung angewandt wird, ist ebenfalls kein eigener Fall von Tetanus mehr vorgekommen. Gleiches berichten von ihren Kliniken noch Bockenheimer, Schnitzler (bis auf einen abortiven Fall, während früher jährlich 1—2 Fälle zur Beobachtung kamen), Witzel zit. Teutschlaender, v. Eiselsberg (wenn trotz Schutzimpfung doch Tetanus auftritt, verläuft die Krankheit wenigstens viel milder), Hildebrand, Kocher, Graser u. a. Heuß erwähnt, daß bei einem Kavallerie-Regiment, bei welchem Tetanus endemisch war, alle Offiziere ihre Pferde prophylaktisch spritzen ließen mit dem Effekt, daß bei den Offizierspferden kein Tetanus mehr auftrat, während bei den Mannschaftspferden der Tetanus in gewohnter Weise Opfer forderte. Krönig erwähnt die günstigen Erfahrungen der belgischen Pferdezüchter mit der Schutzimpfung, Schottelius das Sinken der Mortalität an Tetanus in einem amerikanischen Seruminstitut durch die Einführung der Schutzimpfung von 8—10% auf $1^1/_2$% und weniger.

In folgendem ist eine große Reihe günstiger, zum Teil begeisterter Urteile aus dem jetzigen Kriege aufgezählt; nur einige wenige Autoren drücken sich skeptisch aus: Madelung (bei einer Sammelforschung aus 80 Lazaretten in und um Straßburg betrug die Erkrankungsziffer an Tetanus bei ausgewählter Schutzimpfung 5,5‰ gegenüber 7,7‰ ohne Schutzimpfung, und zwar unter den ersteren 107 Fällen 14 Todesfälle), Kümmell (trotz Schutzimpfung 6 Kranke und 3 Tote, in einem anderen Bezirk bei 483 Patienten 1 Toter und schließlich unter weiteren 373 Patienten, und zwar meist schwer verletzten kein Toter mehr). Ritter (in einem ersten, aber später korrigierten Bericht), Klieneberger, Bär, Dubs, Hotz, Hammer, Wolfsohn, Wolf (2), Meyer (2), Kösler (2, von denen 1 starb) u. a. Weitere Fälle, welche trotz Schutzimpfung an Tetanus erkrankten, sind bei dem Spättetanus vermerkt; letztere Beobachtungen stützen die von jeher geltende Annahme, daß die Schutzimpfung, wenn sie auch nicht durchwegs die Erkrankung verhüten, so doch öfters deren Ausbruch verzögern und deren Verlauf mildern kann. Eine genaue Sammelstatistik der Mißerfolge der Schutzimpfung mit näheren Angaben, welche die Mißerfolge erklären könnten, (aber zumeist fehlen), wäre sehr erwünscht. Auch in der Literatur vor dem Kriege sind eine Anzahl Fälle von Tetanuserkrankung trotz Schutzimpfung erwähnt vgl. Suter (unter 700 eigenen Fällen 1 leichte Erkrankung, außerdem 12 Mißerfolge aus der Literatur, von denen bis auf 2 Todesfälle alle abortiv oder mild verliefen), Bär (20), Lang (25), Remmerts (49, von denen 12 starben) u. a. Diese Mitteilungen ergeben aber in vielen Fällen eine Erklärung für den Mißerfolg der Schutzimpfung (Verspätung der Injektion u. a.); sie lassen ferner erkennen, daß, wenn trotz Schutzimpfung der Tetanus ausbricht, die Erkrankung mild verläuft und fast nie zum Tode führt; schließlich ist die Zahl der Mißerfolge zu klein, als daß der Wert der Schutzimpfung in Frage gestellt werden könnte. Einen besonderen Beitrag zu dem Werte der Schutzimpfung bieten Fälle, bei welchen Tetanusbazillen bakteriologisch nachgewiesen waren und bei denen nach darauf durchgeführter Schutzimpfung keine Erkrankung auftrat (s. o. bakteriologische Diagnose); wenn freilich auch diese Fälle nicht absolut beweisend sind, da der Befund von Tetanusbazillen keineswegs mit zu Erkrankung führender Infektion gleichbedeutend ist, so sprechen sie doch eine besonders eindringliche Sprache zugunsten der Schutzimpfung.

Für die Schutzimpfung sprechen sich aus: Kreuter 20—100 A.E. bei allen verdächtigen Wunden, nämlich bei buchtigen Weichteil- und bei Knochenverletzungen durch Granatsplitter, ferner bei eingedrungenen Kleider- und Wäschefetzen, Erde u. dgl. und bei durch Fäulniserreger bedingter Gasbildung, in zweiter Linie bei Wunden durch Überfahrung und Hufschlag, während Kreuter zu Beginn des Feldzuges in wenigen Wochen über 31 Fälle berichten konnte, sah er seit Einführung der Schutzimpfung unter Tausenden von Verletzungen keinen Tetanus mehr und konnte auch in der Kriegsliteratur keinen Fall von Versagen der Schutzimpfung finden. v. Behring wiederholt bei Reaktion der Wunden. Jacobsthal bei verdächtigen Wunden. Weintraud bei verdächtigen Wunden, speziell Granatsplitterwunden, ev. wiederholt nach 8—10 Tagen. Eunike bei verdächtigen Wunden, 2 mal in wöchentlichem Intervall wiederholt. Czerny, Heddäus, Hochhaus, Heuß, Wolfsohn, Blumenthal bei verdächtigen Wunden, wiederholt nach einigen bis 8 Tagen. Kocher bei verdächtigen Wunden, wiederholt nach 5, 8 und 12 Tagen. Klaußner 60 A.E., bei verdächtigen Wunden. Dreyfus nach 8—14 Tagen wiederholt. Hufnagel seit Schutzimpfung unter 1195 größtenteils Schwerverletzten eines Festungslazaretts kein Tetanus mehr, während vorher unter 2193 27 mal. Schneider desgl. unter 500 Verletzten eines Kriegslazaretts, 60 A.E. Ach, Paltauf, Wiesel, Kotzenberg, Klieneberger, Teutschlaender, Kolle bei allen Wunden, bei verdächtigen wiederholt nach 5 Tagen,

Heile seit Schutzimpfung keine Tetanus mehr; dagegen erkrankte unter 5 Schwerverletzten der am leichtesten Verletzte, allein nicht Geimpfte allein an Tetanus, Enderlen desgl., bei verdächtigen Wunden wiederholt nach 5 Tagen, auch vor Operation. Grundmann 20—100 A.E., alle 2 Wochen wiederholt. Bazy bei allen Wunden; seit Schutzimpfung kein Tetanus mehr außer bei Fällen mit verspäteter Schutzimpfung 1, 2 oder 3 Tage vor Krankheitsausbruch. Gasch desgl. unter 700 Verwundeten eines Feldlazaretts bis auf einen, welcher unter 65 gleichzeitig durch Granaten Verwundeten wegen einer Fußwunde allein nicht gespritzt war und allein erkrankte und starb. Goldscheider bei verdächtigen Wunden, während zuvor täglich 1—2 Erkrankungen vorkamen; seit Schutzimpfung kein Tetanus mehr, unter 500 Granatverletzten nur 4 mit Prodromalsymptomen. Ritter (unter Korrektur seiner erstmaligen skeptischen Mitteilung) seit Schutzimpfung kein Tetanus mehr bis auf 1 nicht Geimpften. Dümer desgl. bis auf mehrere Fälle, welche verspätet, und zwar 2 Tage vor Krankheitsausbruch geimpft waren, übrigens günstig verliefen. Rehn bei allen verdächtigen Wunden, vor allem erdbeschmutzten und solchen bei Granatsplitter. Bockenheimer bei allen Wunden, 20, ev. 40—100 A.E., wiederholt, seit Schutzimpfung kein Tetanus mehr unter 400 Verwundeten. Franz bei allen Wunden, kein Tetanus mehr seit Schutzimpfung unter 2000 Verwundeten außer bei mit italienischem oder holländischem Serum Gespritzten. Kausch desgl. bis auf 5 Fälle in einer 14tägigen Periode, in welcher wegen völligen Aufbrauchs kein Serum angewandt werden konnte. Kümmell ev. wiederholt, jedenfalls vor Operationen, bei allen Wunden; seit Schutzimpfung kein Tetanus mehr bis auf 7, wovon 2 zu spät, 2 weitere vielleicht auch nicht rechtzeitig und nur 3 sicher am 1. Tag Geimpfte (Fehler der Technik oder individuelle Überempfindlichkeit gegen Tetanustoxin?). Most seit Schutzimpfung kein Tetanus mehr, während vorher 17 nicht Geimpfte erkrankten, sowie nur 1 (am 10. Tag) Geimpfter (am 14. Tag). Aschoff u. Robertson subkutan, eventuell auch lokal durch trockene Antitoxintampons, nach 8 Tagen wiederholt, auch vor Operation (s. o.). B. O. Pribram bei allen Wunden. Wolf bei verdächtigen Wunden; vor Schutzimpfung 1,4% Morbidität und 1,3% Mortalität, nachher 0,16% bzw. 0,8%, und zwar überhaupt nur 2 Fälle, von denen 1 starb. Sonntag bei allen Wunden, im Notfall bei den verdächtigen wiederholt, bei zurückliegender Verletzung auch in erhöhter Dosis; seit Schutzimpfung kein Tetanus mehr, erwähnt den Fall von Gasch sowie die Tatsache, daß bei den wegen Serummangels nicht gespritzten Russen weiter Tetanus auftrat. Matti bei allen Wunden. Burckhardt seit Schutzimpfung kein Tetanus mehr. Kappis bei allen Wunden. Löwenstein alle 4 Tage wiederholt. Schloeßmann keinen Tetanus nach Schutzimpfung, auch nicht bei mit Heupolsterung versehenen, oft ungenügend abgeschlossenen Wunden. (Über Transportverbände bei Schußfrakturen. Münch. med. Wochenschr. F. B. 1915. Nr. 2. 26.) Hildebrand unter Betonung der Notwendigkeit frühzeitiger Injektion; mit Rücksicht auf die Tatsache, daß der Tetanus schon am 2. Tage ausbrechen kann, die Verwundeten aber ev. erst später in die ärztliche Behandlung kommen, bezeichnet er den Mißerfolg der Schutzimpfung als erklärlich und die Maßnahme einzelner Offiziere, selbst Antitoxin mitzuführen, als nicht unzweckmäßig; notwendig erscheint Wiederholung der Schutzimpfung bei mit Tuchfetzen oder Erde verunreinigten Wunden, ferner vor eingreifendem Verband oder Operation vom 7. Tage nach der 1. Schutzimpfung bis zu 3 Monaten. Vaillard kommt auf Grund einer Sammelforschung zu folgenden Ergebnissen: Die Wirksamkeit der Schutzimpfung steht fest, wenn sie auch nicht unfehlbar ist; die Wirkung wird nach ca. 8—12 Tagen ungenügend, darum erneute Injektion 1 Woche nach der Verwundung und ev. weiter wöchentlich; 1. Dosis soll 20—30, weitere 10—15 ccm betragen; vor späteren Eingriffen und bei erneuter Eiterung durch Fremdkörper ist eine Injektion vorzunehmen; gegen Anaphylaxie empfiehlt sich Vorspritzen von 1 ccm oder eines Bruchteils davon, Nachspritzen des Restes nach 1—2 Stunden. Mac Conkey fand 500—1000 A. E. (amerikanische Berechnung?) meist prophylaktisch genügend, bei schwerer Verletzung in wöchentlichen Abständen 1—2 mal. Auch bei unseren Gegnern wurden der Schutzimpfung ausgezeichnete Erfolge nachgerühmt. Vgl. Madelung.

Der Ersatz der Schutzimpfung durch Salol und Phenol, welches von Arnd und Krumbein in der Zeit der Serumnot vorgeschlagen wurde, kommt nach Kreuter nicht mehr in Frage.

Dagegen verdient das aktive Immunisierungsverfahren Beachtung, zumal es die Anaphylaxiegefahr vermeidet. Piorkowski gelang es durch fraktionierte Erhitzung von Tetanuskulturen asporogene Rasen zu gewinnen; diese werden bei 110° abgetötet, getrocknet und pulverisiert; dieses „Tetanuspulver", sowie abgetötete und filtrierte Bouillonkultur schützte mit Gartenerde infizierte Mäuse. Piorkowski erwähnt, daß er mit dem weiteren Ausbau des Präparats zwecks intravenöser Verimpfbarkeit zu Heilzwecken beschäftigt sei und empfiehlt das Pulver zur prophylaktischen Behandlung von Wunden, namentlich wenn es gilt, mit Rücksicht auf spätere Serumbehandlung die Anaphylaxiegefahr zu verhüten. Erfahrungen am Menschen fehlen jedoch noch. v. Eisler und Löwenstein berichten über Versuche zur aktiven Immunisierung mit entgiftetem Tetanustoxin. Über weitere Versuche zur Entgiftung von Tetanustoxin vgl. unten Therapie.

b) Wund-Prophylaxe.

Neben der Serumprophylaxe (Schutzimpfung) ist die Wundprophylaxe unentbehrlich, zumal in einzelnen Fällen trotz Durchführung der ersteren, auch rechtzeitiger der Tetanus ausbrechen kann, namentlich in Form des Spättetanus und des Rezidivs. Die Wundprophylaxe geht darauf hinaus, die Quelle der Infektion bzw. Intoxikation zu beseitigen. Da wir einer Wunde den drohenden Tetanus nicht ansehen können, so sind alle erfahrungsgemäß zu Tetanus neigenden Wunden (s. o. Bedingung der Infektion) vorbeugend zu behandeln. Diese Behandlung besteht, kurz gesagt, darin, daß wir die Wunde in eine tetanusungünstige umwandeln. Vor allem muß dabei die Quelle der Infektion bzw. Intoxikation entfernt werden, u. a. auch, wenn angängig, ev. Fremdkörper (Granatsplitter, Tuchfetzen u. a.), welche erfahrungsgemäß die Infektion begünstigen und an welche dieselbe ev. gebunden ist, und zwar definitiv, da ja auch nach Ablauf des Impfschutzes die Erkrankung noch ausbrechen kann. Daneben sind Entzündung und Nekrose zu bekämpfen, welche gleichfalls die Entwicklung des Tetanus befördern, sowie der Zutritt von Sauerstoff auf alle mögliche Weise zu unterstützen. Die Bedeutung der lokalen Maßnahmen ist aber fraglos früher überschätzt worden; der Schwerpunkt der Prophylaxie liegt in der vorbeugenden Antitoxingabe; Amputation zertrümmerter Glieder ist nur aus allgemein chirurgischen Erwägungen angezeigt, zumal auch nach dieser radikalsten Entfernung des Infektionsherdes Tetanus beobachtet wird; was den Fremdkörper angeht, so wird man ihn, wenn erreichbar, herausnehmen, aber nicht unter allen Umständen, da er oft schadlos einheilt und die Fälle von Spätinfektion doch verhältnismäßig sehr selten sind (vgl. Kreuter). Demgemäß ergibt sich folgende Wundbehandlung: recht breite und tiefe Öffnung der Wunde, Beseitigung aller Taschen, Entfernung von Gerinnseln, Nekrosen und Fremdkörpern, vor allem Granatsplittern und Tuchfetzen (Nachweis von Steckgeschossen, ev. durch Röntgen; zur Entfernung empfiehlt Frangenheim den Elektromagnet), Sorge für guten Abfluß der Sekrete durch geeignete Drainage, genügend abschließender (gegen die Sekundärinfektion), aber gut ableitender Verband, rechtzeitiger Verbandwechsel und ev. Wundrevision bei genauester Krankenbeobachtung. Ob irgend ein und welches Antiseptikum angewandt wird, darüber gehen die Ansichten der Autoren auseinander. Brunner widmet in seinem Handbuch der Wundbehandlung diesem Punkte besondere Ausführungen; diese gipfeln in dem Satz: „Der physikalischen Antiseptik kommt im Präventivkampfe eine Hauptaufgabe zu, die chemische leistet Sukkurs; das chemische Antiseptikum prädisponiert nicht nur nicht für die Infektion, sondern hilft dem Organismus, die Infektion mit Tetanus zu verhüten bzw. zu überwinden. Es kommen vor allem in Frage Wasserstoffsuperoxyd, Jod (Jodoform oder Jodtinktur) und Perubalsam, s. u.; dagegen sind ätzende oder brennende Mittel nach Ansicht der meisten Autoren abzulehnen, da jeglicher Schorf die Wirksamkeit der anaeroben Erreger begünstigt. Ebenso bestehen Verschiedenheiten der Ansichten über die Art des Verbandes und das dabei ev. zu verwendende Antiseptikum; wohl allgemein anerkannt ist das Wasserstoffsuperoxyd bzw. dessen Präparate, namentlich für Höhlen Stäbchen von Perhydrit oder Ortizon; im übrigen werden die verschiedensten Wundbehandlungsmethoden empfohlen: feuchter, Öl-, Pulver- (Kohle oder Zucker), offener Verband, Freiluft-, Sonne- und Lichtbehandlung, Natriumhypochloritlösung nach Dakin-Carell und Wrightsche Salzlösung u. a. Biersche Stauung und Saugbehandlung wird von verschiedenen Autoren angewandt. Die Wundexzision nach Friedrich wird von Sauerbruch, Ritter u. a. empfohlen, verbietet sich aber wohl bei vielen Kriegsverletzungen von selbst, ist jedenfalls auch nur bei rechtzeitiger Anwendung gegeben. Wo angezeigt (bei völliger Zertrümmerung, unaufhaltsamer Gangrän, Sepsis oder Gasphlegmone) ist die Gliedabsetzung ungesäumt vorzunehmen.

Wir können diese Wundbehandlung als eine radikale: chirurgisch-antiseptische und in Nebenstellung zu der mit ihr zu kombinierenden antitoxischen Behandlung als eine antibakterielle bezeichnen; sie steht im Gegensatz zu der im Anfang des Krieges geltenden konservativen, und zwar exspektativen Wundbehandlung. Das Hauptgewicht ist auf die physikalischen Maßnahmen zu verlegen; die chemischen sind nicht allgemein anerkannt, werden aber von vielen namhaften Autoren (vgl. Kocher, Brunner u. a.) auf Grund reicher klinischer Erfahrungen und auf Grund von Tierexperimenten dringend zur Unterstützung empfohlen. Im übrigen wird hier die ganze Frage der Wundbehandlung im Kriege aktuell; auf sie einzugehen, würde uns zu weit von unserem Gegenstand abbringen; die bei der Wundprophylaxe des Tetanus in diesem Kriege gemachten Vorschläge seien im folgenden aufgezählt:

Den Wert einer geeigneten Wundprophylaxe betonen vor allem:

Kocher, Borchardt, Bockenheimer, Gelinsky, Kümmell, Ritter, Sauerbruch, Brunner, Weintraud, Kroh, Teutschlaender, B. O. Pribram, Häberlin, Sonntag, Matti, Bernhard u. a.

Das Wasserstoffsuperoxyd und seine Präparate: Perhydrit, Ortizon, Leukozoon (Ruhemann) wird wohl fast von allen Autoren bei tetanusverdächtigen Wunden anerkannt, so daß wir auf die Anführung einzelner Namen verzichten dürfen. Häufig gewechselte Tampons, Bäder und Dauerberieselung erhöhen die Wirkung der genannten Mittel.

Das Jod in Form von Jodtinktur oder Jodoform ist von jeher, namentlich in der antiseptischen Ära angewandt worden vgl. Rose. Bekannt sind auch die guten Erfahrungen der Tierärzte mit der Jodtinktur bei den für Tetanus besonders empfindlichen Pferden. Die Experimente von Roux, Lebsche, Brunner und Gonzenbach haben die exakte Grundlage für die Jodtinkturanwendung beim Tetanus gebracht. Es gelang Brunner, durch Einbringen von 10 und $5^0/_0$ Jodalkohol mit tetanogener Erde geimpfte, sonst dem Tod verfallene Meerschweinchen zu retten, und zwar auch weit über das Friedrichsche Inkubationsspatium hinaus. Auch Jodtrichlorid- und Dakinsche Hypochloritlösung, sowie jodhaltige Pulverantiseptika, vor allem Jodoform und Airol, weniger Vioform, dagegen sehr wenig die nichtjodhaltigen Pulverantiseptika, wie Hypochlorit- und Salizylborsäurepulver erwiesen sich wirksam; Brunner empfiehlt daher wärmstens die Kombination mechanischer und chemischer Antiseptik, vor allem unter Anwendung des $5^0/_0$igen Jodalkohols, welcher auch in geschlossenen Glasampullen für den ersten Verband ausgegeben werden könne. Häberlin sah bei vielen tausend schwersten Wunden durch das erdbeschmutzte Buschmesser bei Kamerunnegern, Bernhard bei langjähriger Land- und fast 8monatiger Kriegspraxis niemals Tetanus bei den grundsätzlich mit Jodtinktur behandelten Fällen; ferner wird die Jodtinktur empfohlen von Kocher, Kümmell, Matti, Witzel z. Teutschlaender u. a. Die Jodtinktur wird in 5—$10^0/_0$iger Lösung oder als Lugolsche Lösung auf die Wunden aufgepinselt oder durch getränkte Tampons eingeführt. Kreuter mißt allerdings hinsichtlich der guten Erfolge genannter Autoren nicht der Jodtinktur, sondern der Schutzimpfung die ausschlaggebende Rolle zu; er möchte den Ruf Häberlins „Jodtinktur an die Front!“ ersetzt wissen durch den Ruf: „Serum an die Front!“ Unseres Erachtens erscheinen beide Forderungen nebeneinander berechtigt, dazu noch die dritte: „Chirurgen an die Front!“, also Serum- und Wundprophylaxe, letztere wiederum sowohl physikalisch wie chemisch!

Der Perubalsam wird namentlich von Friedrich, Ritter (neben Wundexzision und Stauung), Bockenheimer, Sonntag, Segen u. a. empfohlen. Brunner bemerkt dazu, daß der Perubalsam nach den Erfahrungen von Suter, welcher trotz Perubalsamapplikation 3 Tetanusfälle sah, nicht gegen Tetanus schütze.

B. O. Pribram verwendet auch die Carrel-Dakinsche Natriumhypochloritlösung (Vgl. auch Brunner.), Schrumpf und v. Oettingen das Pyoktanin (Das Pyoktanin in der Kriegschirurgie. Münch. med. Wochenschr. F. B. 1915. Nr. 12. 190.)

Gelinsky bevorzugt den feuchten Verband (dazu Bleiwasser, verdünnten Alkohol, Wasserstoffsuperoxyd u. a.).

Riehl empfiehlt Chlorkalk mit Bolus alba 1 : 9, als Pulver aufgestreut oder aufgeblasen; er nimmt für den Chlorkalk neben der anerkannten antiseptischen eine antitoxische Wirkung an, welche wenigstens für Schlangengift bewiesen ist. Demselben Zweck dient das von Münch empfohlene Vulnossan (Tierkohle 5,0, Bolus alba 5,0, Magn. sulf. 2,5, Calc. hydrochlorat. 1,0) oder Chlorkalkbäder (1 Kaffeelöffel auf 1 Schüssel), vgl. Pringsheim.

Heisler verspricht sich Erfolg von intensiver O- bzw. Luftbeströmung (heiße Luft mit Föhn-Apparat oder kalte Luft mit Ventilator, Blasebalg o. dgl.).

Über künstliche Höhensonne s. u. Wundbehandlung.

Bockenheimer benutzt auch ev. Antitoxinsalbe.

Über lokale Applikation des Heilserums an der Wunde s. o. Serumprophylaxe und -therapie.

Über die Verhütung der sekundären Infektion (bei Unterbringung, Transport, Verband u. a. ärztlichen Eingriffen) s. o. Bedingungen der Infektion.

Zusatz. Arnd und Krumbein empfehlen mit Rücksicht auf die guten therapeutischen Erfolge von Phenol (s. u. Karbolsäure) und Tierversuche von Krumbein an weißen Mäusen, bei welchen die Injektion von Phenollösung den Tetanusausbruch hinausschieben oder den Krankheitsverlauf mildern und den Tod hinhalten ev. gar verhindern kann, Phenol auch zur Prophylaxe, vorzüglich subkutan, für das Feld auch innerlich als Salol 4—6 g pro die.

6. Therapie.

Allgemeine Bemerkungen über die Kritik der einzelnen Behandlungsmethoden.

Die Frage der Therapie verlangt bei einem Übersichtsreferat über den Wundstarrkrampf im Kriege eine besonders kritische Behandlung und zugleich ein besonderes Interesse, weil einerseits im Kriege fast jeder Arzt in die Lage kommt, einen Tetanusfall behandeln zu müssen, andererseits im Gegensatz zu anderen Infektionen beim Tetanus keine Erfahrungen auf Grund eigener Fälle von Haus aus besitzt nnd ein Urteil über die beste Behandlung aus den in der Literatur niedergelegten Erfahrungen anderer Beobachter nur sehr schwer sich bilden kann, da, wenn auch zahlreiche kasuistische Mitteilungen vorliegen, so doch Beobachtungen auf Grund einer großen Reihe gleichartig behandelter Fälle selten sind.

Wollen wir beim Tetanus einen Erfolg erzielen, so müssen wir rasch und energisch eingreifen, um den Kranken noch zu retten. Daß der Schwerpunkt in der Tetanusfrage bei der Prophylaxe liegt, ist schon gesagt. Die Behandlung des bereits ausgebrochenen Starrkrampfes ist nun aber zwar nicht aussichtsreich, doch auch nicht aussichtslos. Der therapeutische Nihilismus vieler, auch namhafter Autoren ist, wie Kreuter ausführt, heutzutage nicht mehr angängig; während vordem bezüglich der Behandlung keine allgemein anerkannten Richtlinien bestanden, haben die reichen Erfahrungen zu Anfang dieses Krieges in unseren therapeutischen Maßnahmen eine befriedigende Einheitlichkeit gebracht und gezeigt, daß sich auch in der Behandlung des Tetanus Beachtenswertes leisten läßt. Wird der Tetanus nur den Hilfsmitteln der Natur überlassen, so gehen erfahrungsgemäß die Kranken fast stets schnell zugrunde, worauf schon Larrey hingewiesen hat. Es ist deshalb nötig, daß jeder Arzt sich ein möglichst sicheres Urteil über die Behandlungsmethoden des Tetanus verschafft.

Bei der Behandlung des Tetanus können wir folgende Aufgaben unterscheiden:

1. Neutralisierung des Giftes: Heilserumbehandlung (antitoxische, also kausale, und zwar spezifische Therapie).
2. Die Verhütung oder Beseitigung bzw. Milderung der Starre und der Stöße: narkotische Behandlung (symptomatische, meist zugleich aber auch kurative Therapie).
3. Die Beseitigung der Infektion: Wundbehandlung (antibakterielle, also ätiologische, ebenfalls kausale Therapie).
4. Die Allgemeinbehandlung, speziell Krankenpflege und Ernährung.

Die Lösung jeder der genannten Aufgaben bedeutet ein Problem für sich und erfordert in jedem Krankheitsfalle eine sorgfältige Überlegung des Arztes, auf welche Weise am besten die Heilung erreicht werden kann; keine der genannten 4 Aufgaben darf vernachlässigt werden, die entsprechenden Behandlungsmethoden müssen daher als gleichwertige nebeneinander eingesetzt werden.

Bei der Beurteilung der verschiedenen Behandlungsmethoden des Tetanus ist eine vorsichtige Kritik besonders geboten, da eine ganze Reihe die Kritik erschwerender Momente zusammenwirkt, nämlich:

1. Meistens sind in jedem einzelnen Falle verschiedene Methoden bzw. Mittel kombiniert angewandt; wie eben erwähnt, ist solches durchaus notwendig, auch in humanem Sinne geboten; es ist aber selbstverständlich, daß unter diesen Umständen die Beurteilung, welches Mittel die Heilung bzw. den einen oder anderen Erfolg gebracht hat, erschwert ist.

2. Der einzelne Beobachter verfügt meist nur über eine geringe Anzahl gleichmäßig behandelter Fälle; dabei besteht die Möglichkeit, daß durch zufällige Häufung schwerer oder leichter Fälle die einzelne Statistik ein falsches Bild ergibt, zumal die Fälle sehr verschieden schwer verlaufen. Diese Verschiedenheit des Materials, welche zudem mangels genauerer Angaben über Inkubationszeit, Verlaufsdauer, Komplikationen usw. nicht immer zu erkennen ist, bezieht sich vor allem auf folgende Punkte:

a) verschieden schwere Intoxikation, erkennbar aus der Inkubationszeit, Verlaufsdauer u. a. In erster Linie bildet die Inkubationsdauer (s. o.) einen brauchbaren Maßstab für die Beurteilung der Schwere des einzelnen Falles. Einen entscheidenden Wert für die Kritik einer Behandlungsmethode haben eigentlich nur die schweren Fälle, d. h. im ganzen solche mit kurzer Inkubationszeit (10 bzw. 7 Tage und darunter); auch dabei läßt sich der Erfolg eines Mittels, da der Tetanus nicht sofort gänzlich verschwindet, nur dadurch erkennen, daß dem Gebrauch des Mittels eine deutliche Besserung, und zwar entweder eine ziemlich schnelle Heilung (selten!, sog. T. abortivus) oder eine Abschwächung oder eine beschleunigte Rückbildung folgt, und zwar ist die Besserung um so sicherer als Folge des Mittels anzusehen, je auffälliger sie in Erscheinung tritt, vgl. Rose;

b) die Tatsache, ob allgemeiner oder lokaler Tetanus, welch letzterer bekanntlich eine günstigere Prognose gibt;

c) sonstige Komplikationen durch Verletzung, Mischinfektion, bestehende Krankheiten des Herzens o. a., wodurch sonst wirksame therapeutische Maßnahmen illusorisch gemacht werden können.

Alle diese Momente, welche die Beurteilung der Behandlungsmethoden beim Tetanus erschweren, muß sich der Leser bei Durchsicht der unten angeführten Methoden und Fälle stets vor Augen halten.

a) Serumbehandlung.

Allgemeines über Wirkung und Nebenwirkung (Serumkrankheit: Anaphylaxie).

1. Wirkung des Heilserums.

Die Serumprophylaxe und -therapie beruht auf der vor nunmehr 25 Jahren von v. Behring gemachten Entdeckung des antitoxischen Heilserums.

Die Grundlagen der Tetanusserumwirkung müssen in Kürze besprochen werden, soweit sie zum Verständnis des Folgenden notwendig und soweit sie durch neue Studien in diesem Kriege gefördert sind. Allgemein wird folgendes als feststehend angenommen:

Die Tetanusbazillen wirken durch ein heftiges Gift, welches die Erscheinungen der Krankheit hervorruft. Das Gift besitzt eine besondere Affinität zu dem Zentralnervensystem, in welchem es gebunden wird. Die krankmachende Wirkung tritt ein, wenn das Gift durch die giftempfindlichen Zellen gebunden worden ist (Inkubation). Der große Unterschied gegenüber dem Diphtheriegift, mit welchem es auch bezüglich der Beeinflußbarkeit durch das Antitoxin fälschlicherweise oft genug in Parallele gesetzt wird, besteht darin, daß das Gift rasch in dem Zentralnervensystem verankert und dann hier gar nicht oder kaum beeinflußbar ist. Die Zuleitung des Giftes von der Infektionsstelle aus erfolgt größtenteils durch die motorischen Nervenbahnen, deren Durchschneidung oder Antitoxininfiltration die Tiere vor sonst tödlicher Intoxikation schützt, bzw. deren Lymphbahnen; jedenfalls dürfte sich, wenn die Krämpfe begonnen haben, in der Blutbahn höchstens eine geringe Menge Gift befinden.

v. Behring u. Kitasato haben 1890 die aktive Immunisierung durch Einspritzung nichttödlicher Mengen Tetanusgift und Übertragung dieser Immunität (passive Immunität) festgestellt. Das antitoxische Heilserum, welches im großen hergestellt werden kann, schützt im Tierexperiment vor der Tetanuserkrankung, beim Menschen auch fast ausnahmslos (s. o. Schutzimpfung). Die Heilwirkung ist im Tierexperiment auch bewiesen; die Heilwirkung bezieht sich aber im wesentlichen nur auf das im Gewebe noch unresorbiert liegende oder im Kreislauf befindliche Gift; eine gewisse Beeinflussung des schon gebundenen gelingt zwar auch, aber nur bei frühzeitiger Anwendung und großen Dosen etc. Die Experimente von Doenitz ergeben: bei großen Dosen Toxin war zur Heilung nach 4 Minuten nur 2 mal, nach 8 Minuten schon 6 mal, nach 15 Min. 12 mal, nach 1 Std. 24 mal Antitoxin notwendig; bei kleinen Dosen Toxin gelang sie bis zu 20 Std. bei 3000 mal Antitoxin; nach 24 Stn. war sie überhaupt nicht mehr möglich. Für den Menschen ist anzunehmen, daß beim Ausbruch der tetanischen Erscheinungen schon die überwiegende Menge des Giftes in dem Zentralnervensystem gebunden und die Bindung des bereits verankerten Giftes eine so feste ist, daß eine Sprengung der Bindung durch das Heilserum nicht mehr gelingt, oder aber daß das Antitoxin nicht recht an die giftbeladenen Nervenzellen herangelangen kann bzw. andere Wege einschlägt als das Toxin; ob im Anfang und durch hohe Dosen Heilserum z. T. eine Sprengung der Toxinbildung im Zentralnervensystem erfolgen kann, ist noch fraglich.

Einige neuerliche Äußerungen bzw. Studien zu den Grundlagen der Serumtherapie stammen von v. Behring, Ehrlich, Aschoff u. Robertson, Gottlieb u. Freund, Pochhammer u. a., wovon wir folgende praktisch wichtigen Sätze wiedergeben:

Ehrlich bemerkt: „Wiewohl die Akten über den therapeutischen Einfluß des Tetanusantitoxins noch nicht geschlossen sind, so besteht doch eine Indikation zur Serumbehandlung auch bei ausgebrochenem Tetanus schon deshalb, weil das Tetanusantitoxin imstande ist, auch bei bestehendem Tetanus noch gewissermaßen prophylaktisch zu wirken, indem es das von dem Infektionsherd in den Organismus gelangende Gift abfängt und das Herantreten neugebildeten Toxins an das Zentralnervensystem verhindern kann. Auch bei der Serumtherapie des Tetanus empfiehlt es sich, möglichst rasch und möglichst viel Antitoxin zu injizieren. Trotzdem wird man auf die Serumtherapie des Tetanus, zumal bei kurzer Inkubation, keine allzu großen Hoffnungen setzen dürfen, und gerade für die spezifische Bekämpfung des Tetanus muß daher die Schutzimpfung durch prophylaktische Injektion von Tetanusserum in möglichst ausgiebiger Weise das wichtigste Prinzip sein.“

Aschoff u. Robertson betonen, daß, wenn beim Menschen die ersten Symptome aufgetreten sind, in der Regel die wichtigsten Lebenszentren bereits in großer Gefahr, und in einem großen Prozentsatz der Fälle, besonders bei solchen mit einer Inkubationszeit von weniger als 6 Tagen, es sehr zweifelhaft ist, ob irgendwelche Mittel diese Zentren vor der endgültigen Vergiftung zu schützen imstande sind. Das einzige und beste, was man tun kann, ist, das Gift, welches im Blute frei zirkuliert, im erstmöglichen Augenblick unschädlich zu machen und die Zirkulation weiteren Giftes zu verhindern, für welchen Zweck die intravenöse Injektion von Antitoxin ein fast vollkommenes Mittel ist, welches aber nicht in ungeheuren oder auch nur großen Dosen gegeben zu werden braucht (nur 20 A.E.), ev. daneben noch die subarachnoidale Injektion von 20, höchstens 100 A.E. durch die intralumbale Injektion mit anschließender längerer Tieflagerung des Kopfes bei Beckenhochlagerung oder durch die zervikale subarachnoidale Injektion. Nach den Untersuchungen der Verfasser erscheint es wahrscheinlich, daß der zirkumfibrilläre Lymphstrom im Inneren des Nerven das Toxin mitnimmt.

Gottlieb u. Freund kommen auf Grund von Tierexperimenten zu folgenden Schlüssen: „Es spricht nichts für die Annahme, daß in die Nervenzellen einmal aufgenommenes Toxin noch durch Antitoxin losgerissen bzw. entgiftet werden kann. Alle beobachteten Heilerfolge erklären sich vielmehr aus der Vorstellung, daß die Neutralisierung des Giftes in den Lymphbahnen der zuführenden Nerven und in den Lymphräumen des Rückenmarks noch vor dem Eindringen in die Zellen erfolgt. Von diesem Standpunkt aus läßt sich die zeitliche Begrenzung der Wirksamkeit auch sehr großer Serumgaben, sowie die Verschiedenheit dieser zeitlichen Grenzen des Erfolges nach den verschiedenen Applikationsarten des Serums verstehen. Man hat dann in der Serumwirkung zwar keine echte Heilung, sondern immer nur eine Schutzwirkung zu erblicken. Eine solche ist zunächst durch intravenöse Injektion gegeben, insoweit dadurch jeder Nachschub von Gift zum Zentralnervensystem aufhört; das schon in den Lymphräumen der motorischen Nerven und des Rückenmarks aufsteigende Gift kann sowohl durch intraneurale wie durch subdurale (alle 24 Stunden wiederholte) Zuführung von Antitoxin dort erreicht und neutralisiert werden."

Pochhammer wendet sich in seinen kritischen Betrachtungen zur Pathogenese des Tetanus gegen die allgemein herrschende Ansicht, daß der Sitz des auslösenden Momentes aller Starrkrampferscheinungen in die motorischen Zentren des Rückenmarks zu verlegen sei, welche zufolge einer besonderen Affinität das Gift aufnähmen; er vertritt die Annahme einer Einwirkung des Giftes auf die Markscheiden und daraus folgenden Isolierungsstörung zusammenliegender Nervenbahnen (also einer Art Kurzschluß in der Nervenleitung nach Markscheidenläsion unter Umgehung des Reflexbogens).

Menzer glaubt auf Grund seiner Beobachtungen am Menschen wenigstens in gewissen Fällen vor der Heilserumtherapie warnen zu müssen; er gelangt zu folgenden Schlüssen: „Es spricht manches dafür, daß der menschliche Tetanus, insbesondere der Kriegstetanus oft zu einer generalisierten Infektion mit septischen Bakterien und vielleicht auch mit Tetanusbazillen führt. Das Tetanusantitoxin hat wahrscheinlich neben der antitoxischen noch eine bakteriologische Komponente; seine Anwendung bei ausgebrochenem Tetanus ist nutzlos, wenn nicht in manchen Fällen sogar nachteilig. (Beobachtungen bei 13 Fällen mit frühem Ausbruch der Krankheit, bei welchen wenige Stunden nach der Injektion großer Mengen von Antitoxin, z. B. 200 A.E., ausgesprochene Verallgemeinerung und Steigerung der Krämpfe auftrat; trifft die vorher entwickelte Anschauung einer beim Menschen oft vorhandenen Allgemeininfektion mit Tetanusbazillen zu, so würde eine im Tetanusserum vorhandene bakteriolytische Wirkung eine vermehrte Resorption toxischen Materials aus verstreuten Tetanusbazillenherden und damit auch die Steigerung und Beschleunigung des Ablaufs der Krankheitserscheinungen erklären.) Es sei dazu nur bemerkt, daß die Annahme von Menzer einer beweiskräftigen Unterlage entbehrt; die lytische Komponente und ihre Wirksamkeit ist zudem sehr fraglich vgl. Schürmann und Sonntag, Untersuchungen über die auf verschiedene Weise hergestellten Tetanusheilsera mit Hilfe von Immunitätsreaktionen und Tierversuchen, aus dem Inst. z. Erf. d. Infektionskrankh. d. Univ. Bern (Prof. Kolle), Zeitschr. f. Immunitätsf. etc. IX, 4.

2. Nebenwirkungen des Heilserums: Serumkrankheit (Anaphylaxie).

Als Nebenwirkung der Seruminjektion wird die sog. Serumkrankheit beobachtet. Sie ist eine Erscheinung der Überempfindlichkeit Anaphylaxie und beruht auf der parenteralen Einverleibung des artfremden Serums (meist Pferdeserums). Unsere bisherigen Kenntnisse, welche wir vor allem der im Frieden viel häufiger geübten Diphtherieserumbehandlung verdanken, bedürfen wohl noch mancher Ergänzungen; unter Benutzung der neueren Mitteilungen aus diesem Kriege können wir folgendes als zutreffend annehmen: Die Serumkrankheit tritt verhältnismäßig selten auf bei der ersten Injektion von Heilserum: angeborene Überempfindlichkeit oder Idiosynkrasie, auch Pferdeempfindlichkeit genannt, hier meist bei größeren Serumdosen; die

Haupterscheinung ist ein urtikariaartiges Exanthem, welches an der Injektionsstelle beginnt und sich auf den ganzen Körper ausdehnen kann; es besteht eine Inkubationszeit von einigen (anscheinend gewöhnlich 8—12 oder weniger Tagen); diese Form der Serumkrankheit trat auf in den Fällen von Mertens nach 100 A.E. in 3 Tagen, Boenheim, sowie Vogt nach 20 A.E. in 6 Tagen.

Häufiger ist die Serumkrankheit bei den Reinjizierten: erworbene, und zwar spezifische Überempfindlichkeit. Die erste Injektion des artfremden Serums (meist Pferdeserums) — ausgeführt z. B. wegen Anämie, Blutung, Diphtherie, früheren Tetanus, Schutz- oder erste Heildosis in dem vorliegenden Fall — muß einige Zeit zurückliegen; es dauert eine gewisse Frist, bis diejenige Umstimmung des Organismus eingetreten ist, welche bewirkt, daß er auf eine neuerliche parenterale Einführung mit Krankheitserscheinungen reagiert. Diese sog. Inkubationszeit beträgt gewöhnlich 10—12 Tage, ev., namentlich anscheinend bei großen Serumdosen weniger: 6—9 Tage. Durch Reinjektion wird die Inkubation verkürzt und die Reaktion verstärkt. Der überempfindliche Zustand kann lange Zeit, wahrscheinlich bis zu vielen Jahren bestehen bleiben. Die Serumkrankheit der Reinjizierten besteht in Ödem der Injektionsstelle, allgemeinem Exanthem von erythematösem oder urtikariaartigem Charakter, Ödemen, Gelenkschmerzen, Lymphdrüsenschwellung, Fieber, ev. auch, namentlich bei intravenöser Nachspritzung, in dem anaphylaktischen Schock: Unruhe, Kollaps, Bewußtlosigkeit, Herzschwäche u. a. Nach überstandenem Anfall tritt gewöhnlich eine Unempfindlichkeit ein, welche etwa 2—3 Wochen anzuhalten scheint. Diese Form der Serumkrankheit trat auf in den Fällen von O. Müller, Simon, Hochhaus, Ewald, Freund u. a., und zwar in Form eines mehr oder weniger bedrohlichen Schocks bei intravenöser Nachspritzung in je 2 Fällen von Simon und Freund, hier am 13. bzw. 14. Tag, wahrscheinlich ebenfalls, aber in leichterer Form, im Falle Ewald, hier bereits am 6. bis 8. Tag, während nach weiteren 3 Wochen der Zustand der Unempfindlichkeit ausgebildet war.

Die Gefahr der Anaphylaxie bei der Heilseruminjektion wird, wie von jeher, so auch jetzt als nicht sehr groß bezeichnet, auch nicht bei großen und wiederholten Dosen Serum vgl. v. Behring, Aschoff, Blumenthal, Dreyfus, Unger, Grundmann, H. Pribram, v. Starck, Schneider, Hotz u. a. Unglücklich verlaufene Fälle, welche mit Sicherheit auf die Seruminjektion zurückzuführen wären, sind bis jetzt nicht vorgekommen. Die Serumkrankheit ist eine vorübergehende, oft allerdings unangenehme Reaktion des Körpers, welche indessen nicht lebensgefährlich ist und nie bleibende Organschädigungen hinterläßt, nur vereinzelt zu schweren Krankheitserscheinungen führt. Aus Furcht vor der Anaphylaxie darf jedenfalls keineswegs die Anwendung des Serums zu prophylaktischen und therapeutischen Zwecken unterlassen werden. Immerhin ergibt sich für den Praktiker die Notwendigkeit, abgesehen von entsprechender Belehrung des Patienten und seiner Umgebung (v. Starck empfiehlt auch entsprechende Eintragung im Soldbuch), durch geeignete Mittel bedrohliche Erscheinungen z. B. Herzschwäche von vornherein zu bekämpfen; v. Starck mahnt zu besonderer Vorsicht bei Leuten mit vasomotorischer Labilität, sowie bei Asthmatikern; bei Schwerverletzten ist nach v. Behring die Einverleibung größerer Serummengen auch nicht ganz harmlos. Größte Vorsicht ist allerdings für die intravenöse Reinjektion geboten; sie sollte im ausgebildeten **Zustand der Überempfindlichkeit** (also vom 10. bis 12, ev. schon 6. Tag ab) unterlassen, **jedenfalls mit den unten genannten Schutzmaßregeln**, vor allem Vorinjektion einer minimalen **Menge Serum einige Stunden** zuvor subkutan ausgeführt werden.

Zur Verhütung der Erscheinungen der Anaphylaxie, besonders bei den schon früher mit Pferdeserum Gespritzten vom 10. bis 12., bzw. 6. Tage an, kommen folgende Verfahren in Frage:

a) Vermeidung der intravenösen Reinjektion und gegebenenfalls Ersatz durch die subkutane oder intraspinale; diese genügt ja bei der Schutzimpfung in rechtzeitiger Anwendung wohl stets; bei der Serumbehandlung kann von dem genannten Zeitpunkt ab auch meist die intravenöse Zufuhr abgeschlossen werden, da sie nur am ersten oder an den ersten Tagen von Wert ist.

b) Muß trotzdem z. B. bei spätem Beginn der Serumbehandlung und nach Ablauf der genannten Frist (vom Zeitpunkt einer vorher ausgeführten Schutzimpfung) bei der jetzigen oder auch einer früheren Verletzung die intravenöse Reinjektion oder eine subkutane z. B. bei Spättetanus und Rezidiv, auch vor Operation vorgenommen werden, so kommen die Schutzmaßnahmen gegen die Serumkrankheit in Betracht, nämlich:

1. Entgiftetes Serum d. h. Serum mit hohem Antitoxingehalt, aber geringer anaphylaktischer Giftigkeit; in dieser Hinsicht werden bei der Herstellung der modernen Sera schon folgende Momente berücksichtigt: möglichstes Hochtreiben des Titers durch eine geeignete Immunisierung des Tieres, abgelagertes Serum, Erwärmung derselben auf 55—56 Grad. Im allgemeinen gilt: Je größer die injizierte Menge des artfremden Serum ist, desto leichter und stärker entwickeln sich die Erscheinungen der Serumkrankheit. In neuester Zeit hatte v. Behring die Herstellung eines besonders entgifteten Serums in die Hand genommen, wobei derjenige Proteinanteil, welcher durch Auflösung der Blutplättchen im Gerinnungsprozeß in das Serum hineingelangt, ausgeschaltet und dadurch der anatoxische Index wesentlich reduziert ist. v. Behring machte noch darauf aufmerksam, daß die deutschen Präparate anscheinend auch in dieser Beziehung den Vorzug verdienen, da die ausländischen bis auf einige amerikanische bei gleichem A.E.-Gehalt 5—10 mal mehr Proteinsubstanz enthielten.

Zur Vermeidung der Serumkrankheit wurde die Verwendung möglichst hochwertiger Sera empfohlen. Spronck und Hamburger berichten allerdings über Nachteile der Verwendung hochwertiger Antitoxinsera; sie ziehen die Injektion von 10 ccm eines 2fachen Tetanusserum einer solchen von 4 ccm eines 5fachen oder von 5 ccm eines 4fachen vor, da in der geringeren Serummenge in der gleichen Zeit von dem Antitoxin eine größere Menge zugrunde gehe als in der größeren Serummenge, so daß die Dauer der Immunität weniger nachhalte; zur Prophylaxe erscheinen 20 ccm eines 1fachen Serum zweckmäßig; die ausschließliche Verwendung hochwertiger Sera bringe auch den Nachteil mit sich, daß wegen der Kostspieligkeit die erste Antitoxingabe in anscheinend leichten Fällen ev. zu niedrig genommen werde.

Hempl und Reymann (Über das Verschwinden des Tetanusantitoxins aus dem Blut. Wiener klin. Wochenschr. 1917. Nr. 8) fanden, daß das Verschwinden des Tetanusantitoxins aus dem Blut im großen und ganzen den schon betreffs anderer passiv empfangener Antitoxine festgestellten Gesetzen folgt; es scheint, als ob die Konzentration des Antitoxins keinen ausgesprochenen Unterschied in der Schnelligkeit des Verschwindens mache.

2. Heilserum einer anderen Tierart z. B. Hammel, Rind, Esel u. a.; v. Behring bemerkt dazu, daß hier allerdings wegen des viel niedrigeren antitoxischen Titers eine relativ große Menge Serum und damit Proteinsubstanz eingeführt werden muß, was wieder die Gefahr der primär toxischen Wirkung erhöht. Eine nennenswerte praktische Durchführung hat das Verfahren jedenfalls bisher noch nicht gefunden.

3. Chlorkalzium 3—4,0 per os 3 Tage lang, Atropin und vor allem das Verfahren von Neufeld u. Besredka: Vorinjektion einer minimalen Menge ($^1/_5$—$^1/_{10}$, nach einigen Autoren bis 1 ccm) Serum subkutan einige (1—2) Stunden oder tagszuvor, bei intravenöser Applikation auch in großer Verdünnung und unter langsamer Einführung, wodurch, solange noch Reste des artfremden Serums unverändert im Körper vorhanden sind, eine Antianaphylaxie, wahrscheinlich durch Aufbrauchen der Reaktionskörper, erreicht werde. v. Starck, fußend auf der Angabe von Besredka, daß man durch Narkose mit Äther oder Chloräthyl den Ausbruch der schweren Anaphylaxieerscheinungen verhindern kann, sah in einem schweren anaphylaktischen Anfall mit unfühlbarem Radialpuls, bei welchem starker Wein, Kaffee, Kampfer, Koffein und heiße Einpackungen wirkungslos waren, nach Einleiten einer leichten Äthernarkose binnen 5—10 Minuten auffallende Besserung (Schwinden der Atemnot, Rückkehr des Radialpulses usw.).

Über Anaphylaxie bei Anwendung von Tetanusserum liegen aus diesem Kriege u. a. folgende Mitteilungen vor, welche allerdings z. T. ungenügende Angaben enthalten:

O. Müller: 2maliger Schock bei einem Tetanuskranken, welcher 700 A.E. erhalten hatte.

Simon in 2 Fällen anaphylaktischer Zerfall besorgniserregender Art bei intravenöser Nachspritzung am 14 bzw. 13. Tage nach Injektion großer Serummengen 6—10 Tage hintereinander intralumbal und intravenös, seltener subkutan; deshalb seitdem bei intravenöser Nachspritzung vom 6. Tage an Vorinjektion von 1 ccm subkutan einige Stunden vorher, ev. Unterlassen der Serumtherapie vom 10. Tage an oder Immunserum einer anderen Tierart empfohlen.

Hochhaus in 2 Fällen Exanthem, 1mal mit heftigem Fieber, Gelenkschmerzen usw. 5 Tage lang nach Serumbehandlung am 10. bzw. 12. Tage.

Ewald bei einem Tetanusfall, welcher an 5 Tagen täglich je 100 A.E. halb intravenös, halb intramuskulär und subkutan erhalten hatte, am 6. Tage nach Injektion von 100 A.E. Kopenhagener Serum Exanthem, Fieber und Gelenkschmerzen, desgl. am nächsten und übernächsten Tag, dagegen nach 3 Wochen bei Injektion von 5. AE. Behringscher Serum keine Reaktion; Ewald läßt die Frage offen, ob es sich in diesem Fall um Anaphylaxie oder um Wirkung eines Toxins in dem Kopenhagener Serum gehandelt habe; unseres Erachtens ist der Fall damit zu erklären, daß am 6. und 8. Tag überempfindlicher und nach weiteren 3 Wochen unempfindlicher Zustand vorgelegen hat.

Boenheim: urtikariaartiger Ausschlag mit Juckreiz, Gliederschmerzen, Temperatursteigerung am 6. Tag nach 20 A.E. subc. Schutzimpfung.

Vogt: Ausschlag mit Juckreiz und Leistendrüsenschwellung, leichter Störung des Allgemeinbefindens am 6. Tag nach 20 A.E. subc. Schutzimpfung.

Mertens: Exanthem an der Injektionsstelle bei einem Kranken, welcher nie zuvor eine Seruminjektion erhalten hatte, nach 1 maliger Seruminjektion von 100 A.E., bereits nach 3 × 24 Stunden.

Freund in 2 Fällen anaphylaktischer Schock mit Bewußtlosigkeit, fehlendem Puls, Zyanose, kurzer und frequenter Atmung, Schweißausbruch, Exanthem — beidesmal nach intravenöser Reinjektion, und zwar im ersten Fall bei der 8. Injektion von 100 A.E. intravenös am 13. Tage nach der ersten, im zweiten Fall bei der 2. Injektion von 100 A.E. intravenös (die erste war tags zuvor subkutan 85 A.E. gegeben), am 25. Tag nach der Schutzimpfung 20 A.E. subkutan. Freund wünscht Anhaltspunkte für die Verhütung der Anaphylaxiegefahr; dieselben sind oben gegeben; auf die Frage, warum im 2. Fall die subkutane Injektion nicht schon den Schock ausgelöst habe, ist unseres Erachtens zu antworten, daß er in dieser Form wohl nur bei intravenöser Reinjektion vorkommt, und auf die Frage, warum die der intravenösen einen Tag vorhergehende subkutane Injektion nicht vorbeugend gewirkt habe, daß die Dosis zu hoch und zu lange vorher gegeben war, so daß nicht die Un- sondern die Überempfindlichkeit vorbereitet wurde.

Eppenstein: Exanthem nach Schutzimpfung bei einem vor Jahren mit Diphtherieheilserum Behandelten.

Callomon unter zahlreichen Tetanusfällen nur 1 mal nach 100 A.E. subkutan am 13. Tag Exanthem (teils erythematös, teils urtikariaartig mit heftigem Juckreiz) und außerdem Grünsehen (vor dem Hautausschlag beginnend und mehrere Stunden anhaltend; anscheinend erste Beobachtung nach Seruminjektion, sonst vereinzelt nach Intoxikationen).

Seubert in 2 Fällen blutiger Harn nach Serumeinspritzung, und zwar in dem einen Fall 3 Tage später und 3 Tage lang, nachdem bereits bei einer früheren Verwundung und Schutzimpfung blutiger Harn beobachtet war, in dem anderen Fall 4 Tage später und 2 Tage lang (die Untersuchung auf paroxymale Hämoglobinurie mittels Kaltwasserversuche fiel ergebnislos aus).

Hildebrand erlebte an sich und an einer Reihe von Verwundeten nach Schutzimpfung Serumexanthem mit starker heißer Anschwellung des injizierten Körperteils und qualvollem Jucken.

Knippen unter 75 mit Serum behandelten Tetanusfällen 5 mal Serumexanthem.

v. Starck, schweren Anfall mit Vernichtungsgefühl, großer Atmung, gedunsenem Gesicht, kühlen Extremitäten, unfühlbarem Radialpuls, 4 Tage nach Schutzimpfung bei einem Kollegen, welcher 1 Jahr zuvor Streptokokkenserum erhalten hatte (Behandlung s. o.).

Kaspar nach Schutzimpfung 20 A.E. 4 Tage später Exanthem, Gesichts- und Gelenkschwellungen, Kollaps, Herzschwäche 1 Woche lang bei einem Kollegen, welcher 7 Jahre zuvor 5 ccm Diphtherieserum erhalten hatte.

Kreuter eklatanten Fall von Serumüberempfindlichkeit bei einem Kollegen nach Schutzimpfung.

Auch wir entsinnen uns eines ähnlichen Falles mit Kollaps, hohem Fieber, Exanthem, Gelenkschwellungen bei einem Kollegen, welcher einige Jahre zuvor bereits eine Pferdeseruminjektion erhalten hatte.

3. Methodik und Erfolge der Serumtherapie.

Aus den vorgenannten Ausführungen über das Wesen der Heilserumtherapie lassen sich ihre Grenzen und Bedingungen ableiten.

Das Unterlassen der Serumtherapie muß als ein Fehler bezeichnet werden. In allen Fällen ist wenigstens der Versuch zu machen, das Toxin des Tetanusbazillus, welches das eigentliche Krankheitsbild des Tetanus hervorruft, zu bekämpfen, und dies gelingt bisher nur durch das antitoxische Heilserum. Freilich ist der Serumtherapie eine Grenze dadurch gesetzt, daß nur das im Kreislauf oder auf dem Wege zu den Zentren befindliche Toxin, nicht aber das bereits im Zentralnervensystem gebundene von dem Antitoxin beeinflußt werden kann oder doch höchstens im Beginn durch große Dosen. Da nun aber bei Ausbruch des Tetanus gewöhnlich schon eine große Menge Toxin gebunden ist, so ist die Serumbehandlung wenig aussichtsreich, und sie ist machtlos, wenn schon die letale Dosis gebunden ist. Wohl aber läßt sich serotherapeutisch vorgehen gegen die Giftmengen, welche einesteils in Blut und Lymphe, anderenteils in den motorischen Nerven unterwegs sind. Die Absättigung des Toxins in den Körpersäften (Blut und Lymphe) ist möglich durch subkutan, intramuskulär oder intravenös eingeführtes Antitoxin. Dagegen ist dergestalt das von den Endorganen der Muskelnerven aufgenommene Toxin nicht mehr zu fassen, wohl aber läßt sich der Nervenweg sperren, nämlich durch endoneurale oder intraspinale Applikation des Antitoxins. Wir sind dadurch in der Lage, beim ausgebrochenen Tetanus durch die Serumtherapie zu verhüten, daß weiteres Toxin zentral hingelangt, und in diesem Moment liegt die Begründung der Notwendigkeit der Serumtherapie bei dem ausgebrochenen Tetanus. Verläuft der Fall trotz Serumapplikation ungünstig, so spricht dies nicht ohne weiteres gegen die Serumtherapie, sondern besagt nur, daß die bereits zentral verankerte und also nicht mehr beeinflußbare Giftmenge die letale Dosis bereits erreicht oder überschritten hatte. Da aber diese Frage beim beginnenden Tetanus nicht beantwortet werden kann, darf die Serumtherapie keinesfalls unterlassen werden (vgl. Kreuter).

Für die Beurteilung der Erfolge der Serumtherapie gelten im übrigen die bei der Kritik der Behandlungsmethoden im allgemeinen auseinandergesetzten Schwierigkeiten, ferner die Worte von v. Behring: Wenn nach der Serumbehandlung ein Tetanusfall in Heilung übergeht, so geschieht dies genau wie im Tierexperiment nicht in kritischer Änderung des Gesamtbildes, sondern der progressive Verlauf wird allmählich retardiert, dann steht der Krankheitsprozeß still, und erst ganz allmählich tritt der Rückgang der Symptome ein. Schließlich darf auch nicht vergessen werden, daß, da die Serumbehandlung nur eine antitoxische ist, neben ihr die anderen Behandlungsmethoden: Allgemein-, Wund- und Krämpfebehandlung angewandt werden müssen.

Ist die Kenntnis der vorgenannten Grenzen für den Arzt wichtig, damit er sich nicht über Gebühr auf sie verlasse, so ist die Kenntnis der Bedingungen der Serumtherapie unerläßlich, damit er den den größtmöglichen und auf andere Weise nicht erreichbaren Heileffekt erziele. Die Grundbedingungen für eine erfolgreiche Serumtherapie sind folgende:

1. Sofortige Darreichung im Verein mit Frühdiagnose (s. o.), ev. schon bei Verdacht z. B. bei Vorhandensein einzelner Symptome, bakteriologischem Nachweis der Erreger. v. Behring fordert Anwendung des Heilserums

bis zu 30 Stunden nach Ausbruch der Krankheit. Diese Forderung basiert auf dem Tierexperiment, welches gezeigt hat, daß je früher die Serumbehandlung einsetzt, desto besser der Erfolg ist und daß nach einer gewissen Zeit auch höchste Dosen versagen; die Erfahrungen am Menschen haben diese Tatsache bestätigt.

2. Die Anwendung großer Dosen. Maßgebend ist dabei natürlich nicht die Serummenge, sondern der Antitoxingehalt. In neuerer Zeit waren sehr hohe Dosen warm empfohlen worden, namentlich von amerikanischen Autoren (vgl. nach Kempf 36500—4000000, Dreyfus 55000—500000, Meyer 27000 A.E.); bei dem amerikanischen Serum ist allerdings wohl eine andere Berechnung angewandt, welche 50mal höhere Zahlen als die deutsche ergibt. Auch aus diesem Kriege berichten einige Autoren über Anwendung hoher und sehr hoher Dosen, namentlich Dreyfus u. Unger bei ihrer Serumüberschwemmungs-Narkosetherapie. Von serologischen Autoritäten, vor allem von Kolle, sowie Aschoff u. Robertson, ist darauf hingewiesen worden, daß die Anwendung sehr großer Dosen und deren längere Fortsetzung keine wissenschaftliche Grundlage habe und die Erfolge der Serumtherapie nicht verbessere, daß sie aber in Hinblick auf die Notwendigkeit des Heilserums für die sicher wirkende Schutzimpfung eine unnötige Serumverschwendung bedeute; in entsprechendem Sinne hat sich auch die militärärztliche Behörde ausgelassen. Im allgemeinen, wenigstens bis vor dem Kriege, wurden Einzeldosen von 100 A.E. als genügend erachtet (v. Behring u. a.). Nach Kreuter u. a. sind jedoch 100 A.E. als Heildosis ungenügend; er empfiehlt ansteigende Einzeldosen von 200—500 A.E., ev. täglich wiederholt, bei Abklingen der Erscheinungen vermindert; wegen der raschen Ausscheidung des Antitoxins erscheine es auch empfehlenswert, für ständigen Vorrat im Organismus zu sorgen im Sinne einer gewissen Überschwemmung (Dreyfuß); daß schwere Fälle mehr Antitoxin verlangten als leichte, sei zwar nicht theoretisch beweisbar, aber nach den praktischen Erfahrungen wahrscheinlich. Auch Kümmell, Lexer, Dreyfus und Unger, Pribram, van Lier u. a. sind für höhere Serumdosen als die früher angewandten.

Da nicht die Serummenge, sondern der Gehalt an Antitoxin-Einheiten (A.E.) maßgebend ist, so ist bei der Herstellung des Tetanusserums anzustreben, in möglichst kleiner Serummenge möglichst viel Antitoxineinheiten einzuschließen, damit die Überlastung des Organismus mit artfremdem Eiweiß vermieden wird (s. o. Anaphylaxie). Die Einverleibung großer Serummengen hat, abgesehen von der erhöhten Gefahr der Anaphylaxie, den Nachteil, daß infolge der großen parenteral einverleibten Proteinmenge der Eiweißabbau beschleunigt, damit das Allgemeinbefinden beeinträchtigt und vor allem die Immunitätsdauer verkürzt wird.

3. Die Wiederholung der Serumdarreichung mit Rücksicht auf die schnelle Ausscheidung des Antitoxins, namentlich bei der intralumbalen Applikation, bei welcher der Liquor bereits nach 24 Stunden frei gefunden wird. Eine mehrtägige Wiederholung dürfte im allgemeinen genügen; ev. ist täglich eine mehrmalige Darreichung angezeigt. Kolle hält eine einmalige Injektion von 50 A.E. für ausreichend, Aschoff und Robertson eine intravenöse von 20 A.E. und ev. noch eine intralumbale von 20—100 A.E.

Hamburger beobachtete gelegentlich, daß große Antitoxindosen von 4—800 A.E. gleich bei den ersten Krankheitserscheinungen (Trismus) gegeben, ein Fortschreiten der Krankheit hintanhalten, daß dann der Zustand einige Tage völlig unverändert bleibt, worauf am 5. bis 7. Tage nach einem solchen Stationärbleiben plötzlich Verschlimmerung und Tod eintrat, daß es aber durch neuerliche Injektion großer Serummengen gelegentlich gelingt, den Patienten zu retten. Diese Tatsache: Stationärwerden und plötzliche Verschlimmerung sind nach Hamburger u. Dehne darauf zurückzuführen, daß die Ausscheidung der Antitoxine genau parallel mit der Ausscheidung des artfremden Eiweißes erfolgt, an welches das Antitoxin gebunden ist, und zwar vom 5. bis 7. Tag an. Hamburger rät, wenn sich die Symptome nach den ersten Injektionen verschlimmern, auf die Serumtherapie überhaupt zu verzichten, wenn aber nach den ersten 200—400 A.E.-Injektionen Stationärwerden des Zustandes auftritt, am 5. bis 6. bis 7. Tage 100—200 A.E. zu geben oder der Sparsamkeit halber genügend viel normales Pferdeserum beizufügen, so daß der Organismus nicht mit der Zerstörung fertig wird, selbst auf die Anaphylaxiegefahr hin.

4. Verschiedene Applikation, nämlich lokal, subkutan oder intramuskulär oder intravenös, intralumbal und endoneural.

a) Lokal in der Wunde, und zwar als flüssiges (v. Behring) oder als trockenes Serum (Calmette); bei letzterer Applikation, welche nach Reinigung der Wunde vorgenommen werden soll, ist jedoch die Resorption in Frage gestellt, jedenfalls sehr erschwert und mit einem Verlust an Antitoxin bei vorheriger Auflösung zu rechnen; ferner wird empfohlen Einführen von mit Flüssigkeit getränkten Tampons (Suter) oder (als sparsamer und handlicher) trockene, vor Gebrauch anzufeuchtende Antitoxintampons (Aschoff und Robertson), schließlich Antitoxinsalbe (Bockenheimer: 100 A.E. auf 100 g Salbenmasse); letztere ist häufig zu erneuern, übrigens in ihrer Wirksamkeit nicht ganz sicher (z. B. hatten Aschoff u. Robertson im Tierexperiment damit keine günstigen Resultate).

Die lokale Applikation bezweckt, das noch in loco vorhandene bzw. neu produzierte und noch nicht resorbierte oder fortgeleitete Toxin unwirksam zu machen. Sie kann daher jedenfalls nur als unterstützende Maßnahme neben einer anderen der nachgenannten Applikationsarten des Serums angewandt werden.

b) Subkutan (v. Behring) bzw. intramuskulär (Pease, Permin u. a.) oder besser intravenös, ev. in der perkutanen Form (bereits von v. Behring und Knorr, dann von Jacob, besonders empfohlen neuerdings von Graff, aus diesem Kriege auch von Blumenthal, Dreyfus, Kirchmayr, Klaußner u. a.). Diese Applikation bezweckt, das in der Blutbahn befindliche oder noch fernerhin hineingelangende Toxin zu erreichen. Die subkutane bzw. intramuskuläre Applikation, bei welcher das gesamte Serum auf dem Wege der Lymphbahnen dem Blute zugeführt wird, hat dabei nur den Vorteil der größeren Einfachheit, dagegen den schwerwiegenden Nachteil langsamerer und geringerer Wirkung, wobei der ganze Erfolg in Frage gestellt werden kann, zumal bei der Tetanusserumtherapie alles von der frühzeitigen und intensiven Wirkung abhängt; dementsprechend sind denn auch die damit erzielten Erfolge keine guten. Die alleinig subkutane Anwendung des Heilserums zur Behandlung des ausgebrochenen Tetanus wird von einer Reihe von Autoren als ungenügend erachtet (vgl. Blumenthal). Die subkutane Injektion ist angezeigt bei der Prophylaxe des Tetanus; allerdings halten die meisten Autoren auch bei der

Therapie an der subkutanen Injektion (und zwar von etwa 100 A.E., ev. wiederholt) fest, indem sie darin weniger eine Heildosis sehen als eine Schutzdosis gegen weitere Infektion (vgl. Kreuter). Ob die Einspritzung in die Umgebung der Wunde erfolgt oder nicht, wird von vielen Autoren als gleichgültig erachtet; von anderen, auch schon v. Behring, wird dagegen empfohlen, an der Eingangspforte der Infektion zu spritzen; Fuchs injizierte in einem Fall von lokalem Tetanus mit gutem Erfolg den ganzen muskulären Wundgrund am Rücken.

Wirksamer als die subkutane ist die intramuskuläre Injektion. Sie teilt mit ersterer den Vorzug der Einfachheit.

Am schnellsten und energischsten wirkt die intravenöse Zufuhr des Heilserums. Sie ist aus den eben genannten Gründen, wenn irgend möglich, als die gegebene Methode der Serumtherapie anzuwenden. Nur hat sie den Nachteil erhöhter Gefahr der Anaphylaxie, bei Reinjizierten auch die des anaphylaktischen Schocks, weshalb sie nicht über 4 Tage fortgesetzt und bei einem Intervall von über 10—12 Tagen seit der letzten Serumapplikation überhaupt unterlassen werden soll.

Die intraarterielle Applikation kann keinen erkennbaren Vorzug vor der intravenösen aufweisen; sie ist bereits früher und in diesem Kriege vor allem von Heddäus (in eine oder besser beide freigelegten Karotiden) und von Unger (unter Einführung eines Ureterenkatheters in die freigelegte Ulnaris bis in den Aortenbogen) empfohlen, auch von Klinck u. a. angewandt worden. Andere Autoren sprechen diesem Verfahren die Berechtigung ab (vgl. Lewandowsky).

c) Intralumbal (Jacob u. Blumenthal, Sicard). Diese Applikation bezweckt dadurch, daß das Antitoxin so nahe wie möglich an das empfindliche Zentralnervensystem herangeführt wird, das noch im Nerven wandernde Toxin vom Rückenmark abzuhalten und ev. auch das dort vorhandene, aber noch nicht gebundene, ev. auch das erst lose gebundene Toxin zu beeinflussen; außerdem wird bei der intraspinalen Infusion das Antitoxin auch rasch in das Blut aufgenommen.

Der theoretischen Begründung der intralumbalen Applikation entsprechen auch die praktischen Erfahrungen. Bereits aus der Friedenszeit liegen zahlreiche günstige Berichte vor (vgl. Kreuter). Neuerdings wird sie empfohlen von Kümmell, Dreyfus und Unger, Heile, Voelcker, Kreuter, Nicolle, Grundmann, Pribram, Heddäus, Weintraud, Kocher, Czerny, Richter, Kühne, Wichmann, Ach, Sudeck, Chiari, Hohmeier, Lexer, Irons, Betke, Ralley, Klieneberger, Matti u. a.

Da das Antitoxin rasch aus dem Liquor verschwindet (innerhalb 24 Stunden), so ist die Applikation bald zu wiederholen, ev. an demselben Tag.

Wegen der Rückenstarre und Krämpfegefahr ist vorherige Morphium-Injektion oder Narkose (Chloroform) zumeist erforderlich.

Nach Ablassen von entsprechend viel Liquor wird das Heilserum unter langsamem Einspritzen bis zu 20 ccm eingeführt. Danach soll Oberkörpertieflagerung erfolgen zwecks Diffusion im ganzen Rückenmarkskanal, und zwar um so mehr, je höher oben die Verletzung erfolgt ist. Lewandowsky empfiehlt die Injektion des Zervikalmarks mittels der hohen Rückenmarksanästhesie nach der Methode von Jonnescu täglich 2 ccm, wodurch Konzentration und Massenwirkung in der Gegend der lebenswichtigen Zentren und des Phrenikusursprungs erreicht werde.

Fränkel empfiehlt neuerdings bei schweren Tetanusfällen, in Chloroformnarkose das Antitoxin, und zwar 20 ccm = 80 A.E. nach Trepanation direkt in den subduralen Raum beider Hemisphären zu injizieren mit nachfolgender Beckenhochlagerung nach Ablassen einer entsprechenden Menge Liquor durch Lumbalpunktion; er hatte damit in einem schweren Fall von Tetanus mit 2tägiger Inkubation guten Erfolg, in einem anderen Fall Koupierung der Krampfanfälle, in einem 3. Falle allerdings keinen Heileffekt, wohl wegen zu später Anwendung.

Nach der intralumbalen Heilseruminjektion ist verschiedentlich meningitische Reizung mit Liquorveränderungen (Trübung mit leukozytären Elementen) beobachtet worden, wahrscheinlich durch den Karbolgehalt, weshalb schon v. Behring, auch Dreyfus die Verwendung von in Kochsalzlösung aufgelöstem Trockenserum empfiehlt vgl. Dreyfus, Hochhaus u. a.

Die intrazerebrale Applikation (Kocher auf Grund von Experimenten von Roux u. Borrel) ist als nicht besonders aussichtsreich, dabei aber gefährlich (Blutungen, Abszesse u. a.!) verlassen und auch in diesem Kriege anscheinend nicht angewandt worden.

d) Endoneural (auf Grund der Experimente von Brunner, Meyer und Ransom, sowie Sawamura, vor allem eingeführt von Küster), in den freigelegten Nerven, oder (vgl. Dreyfus, Heile u. a.) perkutan, und zwar in den Plexus brachialis bzw. in den N. isch. und fem., bei Amputationen auch in die Nervenstümpfe. Die Freilegung des betreffenden Nervenstammes ist zwar der sicherste Weg, aber in der allgemeinen Praxis als Normalmethode nicht wohl durchführbar, die perkutane Injektion aber nur bei großer Übung einigermaßen sicher. Sahli empfiehlt die Seruminfiltration des ganzen Extremitätenquerschnitts; auch die Einspritzung in die Wundumgebung gehört zum Teil hierher, sie kommt namentlich an Kopf und Rumpf in Betracht. Der Vorschlag von Kempf, zur Ableitung des Giftnachschubs Kanülen in den Nerven einzunähen, ev. sogar unter Durchschneiden und Einnähen des Nerven dürfte wohl keinen Anklang finden. Die endoneurale Applikation bezweckt, die Hauptnervenstämme, welche das auf dem Wege befindliche oder das noch zuströmende Toxin dem Zentralnervensystem zuleiten, zu sperren; sie ist allein als nicht genügend zu erachten, da die Annahme des ausschließlich neuralen Toxintransportes nicht aufrecht erhalten werden kann, ist aber ganz besonders angezeigt bei dem lokalen Tetanus; sie ist auch geeignet, jedes Bedenken betreffs Unterlassen der Amputation (s. u.) zu beseitigen vgl. Kümmell, v. Romberg u. a. Gewisse Vorsicht ist wegen der Gefahr der Plexuslähmung ratsam vgl. Enderlen. Die endoneurale Applikation wird auch neuerdings empfohlen von v. Behring (v. Behring konnte einen an der Hand mit Tetanusreinkultur infizierten Mitarbeiter, welcher schon verloren schien, noch retten), Bockenheimer, Kreuter, Kocher, Paltauf, Czerny, Dreyfus u. Unger, Stempel, Ach, Enderlen, Heile, Hohmeier, Kümmell, Kempf, Meyer, Matti, Kappis u. a.

Aus diesem Kriege liegt eine sehr große Zahl von Äußerungen zur Serumtherapie vor. Überblicken wir das Resultat, so läßt sich leider aus den oben angeführten Gründen ein abgeschlossenes Urteil nicht aufstellen, weder über den Wert der Serumbehandlung noch über den der einzelnen Applikationsformen; jedoch ergeben die meisten Berichte in Übereinstimmung folgende Grundsätze für die Serumtherapie: möglichst frühzeitige Anwendung, große Dosen (gewöhnlich nicht unter 100 A.E.-Einzeldosis, nach Kreuter u. a. besser 200 bis 500 A.E. oder noch mehr), mehrmalige Wiederholung (in den ersten Tagen, ev. mehrmals täglich), verschiedene Applikationen (und zwar subkutan bzw. intramuskulär oder besser intravenös, ferner intralumbal, ev. auch lokal und endoneural, letzteres namentlich bei dem lokalen Tetanus).

Ehe wir über die Erfolge der Serumtherapie dieses Krieges im einzelnen berichten, müssen wir zum Vergleich kurz den Standpunkt vor diesem Kriege kennzeichnen.

v. Behring hoffte seinerzeit, daß für den Fall, daß das Serum früh genug (innerhalb der ersten 30 Stunden nach Krankheitsausbruch) und reichlich genug (100 A.E.) gegeben werde, die Sterblichkeitsziffer des Tetanus bis auf 15—20% reduziert werden könnte. Diese weitgehenden Erwartungen haben sich allerdings bis jetzt nicht erfüllt. Nach den Statistiken von Steuer, Engelmann, Köhler, Lemonnier u. Vallé, Chattot, Jacobson u. Pease, Ullrich, Permin u. a. ist das Urteil über die Serumtherapie ein pessimistisches vgl. Aschoff u. Robertson.

Auch die Mitteilungen der Ärzte aus dem russisch-japanischen Krieg (Zoege von Manteuffel, von Wreden) auf dem 35. Chirurgenkongreß lauteten wenig ermutigend.

Der bisherige Standpunkt in der Frage der Serumtherapie ist also ein sehr skeptischer. Eine Wirkung des Heilserums wird von manchen Autoren überhaupt geleugnet, von anderen als fraglich hingestellt und nur von einer Reihe bejaht. Permin fand unter 330 Erkrankungen an 18 chirurgischen Kliniken aus der Zeit vor dem Kriege die Mortalität bei Serumbehandlung 57,7% gegenüber 78,9% ohne letztere und 62,1% überhaupt. Die günstigen Statistiken finden eine Mortalität des Tetanus bei Serumbehandlung von 45% (vgl. Jochmann).

Erfolge liegen vor allem vor bei den von Anfang an chronischen Fällen (vgl. Payr) und bei dem lokalen Tetanus (vgl. Paltauf; von 20 starben 7); beide Typen bieten aber ja sowieso keine schlechte Prognose. Das bisherige Urteil über die Erfolge der Serumtherapie konnte freilich nicht als abgeschlossen angesehen werden, da es sich um kleine Einzelstatistiken und um zum Teil mangelhafte Methodik der Behandlung (zu spät, zu kleine Dosen, ungeeignete Applikation, vor allem allein subkutan u. dgl.) handelte.

Noch besser sind die Erfolge, seitdem rationell d. h. mit genügend hohen Dosen und in geeigneter Applikationsform, vor allem intravenös und subdural behandelt wird; freilich ist nicht zu verkennen, daß an dem günstigen Behandlungsergebnis neben der Verbesserung der Serumtherapie auch die der symptomatischen Behandlung mitwirkend gewesen ist.

Überblicken wir die Kriegserfahrungen, welche den Fortschritten der Tetanusbehandlung größtenteils Rechnung tragen, so ist ein größerer Effekt der Serumtherapie unverkennbar.

Der Prozentsatz der Sterblichkeit schwankt zwischen 15 und 85%· im ganzen konnten wir aus den unten angeführten Angaben 319 Fälle zusammenzählen, von denen 147 gestorben sind; danach würde die Sterblichkeit bei der Serumbehandlung im Durchschnitt nicht ganz 50% betragen; verglichen mit der allgemeinen Sterblichkeit des Tetanus in diesem Kriege 70 bzw. 66,6% (s. o. Prognose) dürfte das Resultat als ein günstiges, zugunsten der Serumtherapie sprechendes zu bezeichnen sein. Einzelne Autoren haben noch günstigere Resultate, vor allem bei intravenöser und intraspinaler Anwendung zugleich, z. B. Kreuter (31 Fälle) 35,5%, Dreyfus und Unger (32) 27%, Lexer (17) 23%, Alexander (10) 20%, Nicolle (10) 20% u. a.

Die Berichte über die Serumbehandlung in diesem Kriege sind im Einzelnen folgende:

Recht skeptisch urteilen vor allem: H. Pribram, E. Müller, Martin, Siemon (100 A.E. subkutan), Wolfsohn (ohne Erfolg bei verschiedenster Applikation, in 1 Fall Tetanus nach 60 A.E. intramuskulär tags zuvor), Rothmann (intradural 100 A.E.), Wiesel (intradural und endoneural in großen Dosen), Riehl, Goldscheider, Menzer (nutzlos, in manchen Fällen vielleicht schädlich: bei 13 Fällen zum Teil Verallgemeinerung und Steigerung der Krämpfe nach 200 A.E., subkutan: bakteriolytische Wirkung bei generalisierter Infektion?), Bockenheimer (lokal und endoneural), Kausch, Ritter, ten Horn, Hildebrand, Paltauf, Wilms, Pochhammer, Radlinski, Knippen u. a.

Im übrigen liegen folgende Berichte über Serumbehandlung vor: Kirchmayr in geheiltem Fall von Kopftetanus mit 25tägiger Inkubation $7^1/_2$ Stunden nach Ausbruch lokal, subkutan 20 A.E. und intravenös 30 ccm, in den nächsten Tagen bis 50 ccm intravenös. Kreuter subkutan oder besser intravenös und intraspinal mit Oberkörpersteiflagerung, ev. auch endoneural in großen Dosen und wiederholt; von 31 starben 11 (= 35,5%), in der neuesten Mitteilung intravenös 200 A.E. steigend bis auf 500 A.E. bis zu 10 Tagen, daneben intraspinal 100—150 A.E. mehrere Tage. Weintraud subkutan und intradural bis 100 A.E. neben Mg. Unger intraarteriell unter Einführung eines Harnleiterkatheters durch die freigelegte Ulnaris bis in den Aortenbogen, 20 A.E. und nach 24 Stunden intravenös 100 A.E.; Besserung in 1 Fall mit 20tägiger Inkubation. Heddäus intraarteriell in eine oder besser beide freigelegten Karotiden und intralumbal; 6 von 8 Fällen geheilt, später 2 schwere Fälle von 12 bzw. 9 Tagen Inkubation geheilt durch Seruminjektionen intraarteriell, daneben intralumbal bzw. endoneural und intravenös, in dem einen Fall im ganzen 520 A.E. in 17 Tagen und in dem anderen 580 A.E. in 8 Tagen. v. Behring lokal 20 A.E. und subkutan oder besser intravenös 100 A.E., ev. subkutan wiederholt, gegebenenfalls auch endoneural in den freigelegten Nerven. Debeughel subkutan und intralumbal je 10 A.E. alle 1—2 Tage; von 27 starben 23 (= 85%), Madelung (Sammelstatistik von 80 Lazaretten in und um Straßburg) von 152 starben 105 (= 69%), Hochhaus intradural 100 A.E., später subkutan; von 46 starben 38 (= 83%); Kocher in schweren Fällen ohne Erfolg lokal, endoneural und intralumbal, Nocht u. Rothfuchs 100 A.E. abwechselnd intravenös und intradural neben Salvarsan; von 13 starben 2 (= 17%). Paltauf intravenös, auch endoneural bei lokalem Tetanus. Arzt 11 Genesene waren sämtlich mit Serum behandelt, von 54 Gestorbenen unter 65 Tetanuskranken 46 mit Serum, 8 nicht mit Serum behandelt. Baur subkutan, wiederholt bei einem geheilten Fall mit 16 Tagen Inkubation, Angerer subkutan, intradural und intravenös, wiederholt; mit Erfolg, auch in Fällen mit Inkubationszeit von 7—9 Tagen, bzw. Alexander an 3 aufeinanderfolgenden Tagen intravenös, intradural und subkutan je 100 A.E. neben Chloralhydrat 10 g abends in einzelner Dosis; von 10 starben 2 (= 20%); Mühsam, Wette einmalig 100 A.E., nachdem Versuch mit großen Dosen ohne Vorteil. Czerny intravenös, intralumbal und endoneural; von 28 gesammelten Fällen starben 13 (= 46,6%), davon

9 subkutan, 4 intramuskulär, 3 endoneural, 8 intralumbal, 4 intravenös, 5 intraarteriell je 100 A.E., im ganzen je 100—500 A.E. Dreyfus, bzw. Dreyfus u. Unger in Form der kombinierten Narkose-Serumüberschwemmungstherapie: lokal mit Trockenpulver oder feuchten Tampons 10—50 A.E., ev. noch subkutan in die Wundgegend 50 A.E., intralumbal 100 A.E., intravenös 100—300, endoneural 100 A.E.; also im ganzen ca. 300—600 A.E., in schweren Fällen weiter intralumbal und intravenös 200—500 A.E. täglich, im Einzelfall bis 3800 A.E., in leichteren Fällen alle 2 Tage 100 A.E. abwechselnd intralumbal und intravenös neben Narkotika, vor allem Mg, ev. auch Karbolsäure; von 32 starben 8 (= 27%); unter den Geheilten 15 mit 10—24 Tagen, 6 mit 6—9 Tagen Inkubation. Klinck intraarteriell nach Heddäus, auch Blutserum eines Geheilten mit anscheinendem Erfolg. Espeut in hohen Dosen mit Erfolg in leichtem Fall mit 8 Tagen Inkubation. Stanjeck in hohen Dosen. Geuer subkutan, 4—14 Tage wiederholt, von 8 starben 2 (= 25%) mit Inkubation von 7 bzw. 11 Tagen. Klaußner intravenös 60—120 A.E., 2—3 mal wiederholt; mit gutem Erfolg. Kühne intralumbal 100 A.E.; von 7 so behandelten Fällen starb nur 1 (= 14% Mortalität), während 2 subkutan und 2 zugleich subkutan und endoneural behandelte sämtlich starben. Pamperl subkutan ohne, intralumbal mit Erfolg. Richter intralumbal 900 A.E. in 9 Tagen in geheiltem chronischem Fall. Lentz intravenös 100 A.E. in einem geheilten Fall mit 10 Tagen Inkubation. Lewandowsky in das Zervikalmark nach Jonnescu 2 ccm. Arzt in hohen Dosen. Wichmann subkutan, intravenös und intralumbal in 3 geheilten Fällen mit 11—13 Tagen Inkubation. Ach intralumbal, endoneural und subkutan, wiederholt, ca. 800—1200 A.E.; von 8 starb einer (= 12,5%). Schneider subkutan bei 13 Fällen ohne Erfolg; dann intravenös 60—120 A.E., wiederholt, nach dem 10. Tage subkutan; dabei starben von 9: 6 (= 66,6%). Park u. Nicoll intradural an Tieren und Menschen, hier in hohen Dosen neben intravenöser oder intramuskulärer Injektion, 3—8000 A.E. Nicoll intralumbal; von 20 starben 4 schwere (= 20%). Stempel in einem Fall endoneural (N. isch. u. fem.) 120 A.E. mit gutem Erfolg, während 120 A.E. intradural und intravenös keine Besserung gebracht hatten. Ortner, Sudeck intralumbal und intravenös bzw. subkutan. Chiari intralumbal übrigens ohne Schaden mit Karbolzusatz 60—100 A.E., alle 2 Tage wiederholt, dazwischen subkutan; von 10 Fällen starb nur 1. Wienert einmalig subkutan bis 100 A.E., Enderlen mahnt zur Vorsicht bei der namentlich bei lokalem Tetanus angezeigten endoneuralen Injektion (Plexuslähmung!). Heile intralumbal und endoneural ohne Nervenfreilegung 100 A.E., von 12 starben 5 (= 42%). Hinterstoisser intralumbal. Hohmeier in 4 Fällen, davon 1 geheilten endoneural (Plexus brach.) neben subkutaner und intralumbaler Injektion. Grundmann intravenös und intralumbal je 40 A.E., im ganzen ca. 150 A.E., wiederholt durchschnittlich 4—7 Tage neben Mg; Mortalität 55%. Kolle einmalig 50 A.E. Kümmell erwähnt das Resultat einer Anfrage an 30 Autoren, von denen 25 Antitoxin stets, 2 nur zeitweise, 3 überhaupt nicht angewandt hatten; von ersteren 27 antworteten auf die Frage nach der therapeutischen Wirkung 3 mit ja, 12 mit fraglich, 9 mit nein, 1 will sogar Verschlimmerung gesehen haben, die übrigen enthielten sich des Urteils; er empfiehlt: 100 A.E. abwechselnd intravenös und intralumbal, mehrfach wiederholt, ev. auch an dem gleichen Tag, bei lokalem Tetanus auch endoneural, neben Salvarsan u. a. Arsenpräparaten, Narkotika,

spez. Mg, protahierten Bädern usw.; in einem Feldlazarett starben von 19: 11 (= 60%). Lexer intralumbal 60 A.E. mit Oberkörpertieflagerung, wiederholt; von 17 starben 4 (= 23%). Kempf endoneural in 2 geheilten Fällen von 20 bzw. 18 Tagen Inkubation, 300 bzw. 200 A.E. neben subkutaner Injektion, im 2. Fall zugleich Nervendrainage durch in Längsschnitte eingebundene Metallröhrchen, ev. Durchschneidung sämtlicher motorischen Nervenstämme der verletzten Gliedmaße mit Einnähung der leicht mobilisierten Nervenstümpfe in die Hautwunde. Kotzenberg, Relley in einem geheilten Fall 45 000 intralumbal und 3000 intravenös. Irons intravenös und intralumbal in großen Dosen; dabei Mortalität um 20% niedriger. Betke zunächst intralumbal, intravenös und subkutan 100 A.E., später wegen Serumknappheit von einem 18 ccm enthaltenden Serumfläschchen 9,5 intravenös, das übrige subkutan in die Wundumgebung; von 20 starben 11 (= 55%); die geheilten Fälle hatten Inkubation von 7—11 Tagen. B. O. Pribram mit Erfolg intravenös (perkutan) 200—300 A.E., täglich wiederholt, zuerst auch intralumbal, 400—800 A.E. mit Oberkörpertieflagerung. Meyer endoneural in 2 Fällen von 5 und 7 Tagen Inkubation. Klieneberger 100 A.E. intravenös und intralumbal abwechselnd, wiederholt, auch Blut und Serum und Liquor von Geheilten intravenös und intralumbal. Liebold 200—300 A.E. neben Mg intravenös usw. in 24 Fällen. v. Kutscha von 9 starben 4 (= 44%). Lotheißen in 2 geheilten Fällen intravenös und intramuskulär in großen Dosen (ca. 2000 A.E.) neben Lichtbehandlung usw. Matti subkutan oder besser intravenös und intralumbal, ev. auch endoneural oder besser nach Sahli mittels Inflitration des ganzen Extremitätenquerschnitts. Hamburger in großen Dosen, ev. mit Pferdeserum kombiniert. Lossen bis 3500 A.E. in einem tödlich endenden Fall. Kappis intravenös, intralumbal und endoneural. Abercrombie mehrmals täglich intravenös, subkutan und intralumbal 10—12 000 A.E. Kilner in einem schweren Fall mit 9 Tagen Inkubation im ganzen 46 500 A.E. mit allmählichem Ausgang in Heilung. Gilbson (Comparative value of the methods of treating tetanus. Americ. journ. of the med. sc. 1916. Dez. Vol. 152. Nr. 6. Ref. Zentralbl. f. Chir. 1917. Nr. 31. 701): Außer baldigster Einspritzung von 1500 A.E. in die Wunde oder in ihre Umgebung sofortige intraspinale von 5—20 000 A.E., außerdem im Laufe der nächsten 24 Stunden intravenöse von 10—20000 A.E. in 2—3 Dosen, ferner am 2. Tage wiederum intravenöse von 5—15000 A.E. und am 3. Tage ev. Wiederholung der intraspinalenBehandlung, jedenfalls weiter täglich iutravenöse bis zur deutlichen Besserung; in einem Falle wurden 169000 A.E. gegeben, davon 29000 intraspinal in 6 Sitzungen; von 6 Fällen 5geheilt. Nach Madelung liegen von französischer und englischer Seite außerdem folgende Angaben vor: Doyen 12% Mortalität (3 von 24) bei intraspinaler Applikation (zunächst 60, 2 Tage später 40 ccm, Eyre zugleich intraspinal (am besten), intravenös (schnell) und subkutan (langsam, aber anhaltend wirksam).

4. Zusatz: Verwandte Behandlungsmethoden, sowie Salvarsanbehandlung.

Im Anschluß an die Heilserumbehandlung seien einige verwandte Behandlungsmethoden erwähnt:

Über die Frage des Antitoxingehaltes des Blutes von Kranken und Rekonvaleszenten, sowie dessen Verwendung zu Heilzwecken (Wiedemann) liegen folgende Mitteilungen aus dem jetzigen Kriege vor:

Hotz empfiehlt die Verwendung von Tetanusrekonvaleszentenblut zur Therapie, und zwar, da die Antikörper nicht nur im Serum, sondern auch in den roten Blutkörperchen vorhanden seien, die direkte Injektion des noch flüssigen Blutes in die Kubitalvene des Erkrankten. Klinck verwandte in einem Fall anscheinend mit Erfolg Blutserum eines Geheilten. Klieneberger spritzte Blut, Serum und Liquor von Rekonvaleszenten intravenös und intralumbal ein. Daß aber die aktiv erworbenen Immunkörper beim Menschen so gering sind, daß sie für eine praktische Verwendung zu Heilzwecken nicht in Frage kommen, geht auch aus den neueren diesbezüglichen Untersuchungen hervor: Noeggerath und Schottelius fanden bei 26 Tetanuskranken und Rekonvaleszenten zwar Antitoxin im Blut, aber in einer sehr geringen Menge, im besten Fall entsprechend einem $^1/_{100}$fachen Serum, Wintz ebenfalls nur einen sehr geringen Wert, Löwy in geringer und verschiedener Menge ohne Abhängigkeit von Verlauf, Schwere und Dauer der Krankheit. Nach diesen Untersuchungen erscheint eine Verwendung von Kranken- oder Rekonvaleszentenserum auf Grund des Antitoxingehaltes zu Heilzwecken aussichtslos. Auch die Beobachtungen von Tetanusrezidiven sprechen gegen die Bildung aktiv erworbener Immunkörper in nennenswertem Grade.

Durlacher spritzte in einem Fall von 8 Tage nach einer Granatsplitterverletzung des Fußes ausgebrochenem Tetanus 11 Tage später 0,3 l seröses Transsudat vom Menschen subkutan in den Oberschenkel und wiederholte dies nach 2 und 8 Tagen unter Anwendung einer etwas größeren Menge, jedesmal mit dem Ergebnis, daß rasch oder allmählich Ruhe eintrat; schließlich genaß der Patient; Durlacher glaubt, daß durch das Einbringen des Transsudates in das Blut ein Abbau von Eiweißstoffen herbeigeführt worden sei und daß diese abgebauten Eiweißstoffe als Gegengifte gegen das Tetanusgift wirkten.

Aus dieser und den vorgenannten Beobachtungen kann vielleicht auf einen günstigen Einfluß des normalen (unspezifischen) Serums geschlossen werden, wie solcher ja auch bei anderen Affektionen, speziell bakteriellen Vergiftungen bemerkt ist.

Eine Zerstörung des im Blute kreisenden Toxins durch chemische Mittel stößt auf Schwierigkeiten, da derartige Chemikalien subkutan oder intravenös meist nicht vertragen werden. Schuhmacher empfiehlt auf Grund von Tierexperimenten Ammoniumpersulfat intravenös, Küster Alkohol, Methylenblau, Eosin u. a., Küster und Knippen nach Vorgang von Zupnik Nervensubstanz (Hirnemulsion und $5^0/_0$ige Lezithinlösung), Holer, R. Schmidt, H. Pribram Deuteroalbumose, H. Pribram Versuche mit Lipoiden (Cholestearin), Stockey Chinin. bimur u. dgl. Kühne hält die Durchwärmung des Rückenmarks mit dem Diathermieapparat des Versuches wert. Urban (Zur Behandlung des Tetanus. Wien. Med. Wochenschr. 1917. Nr. 3) spritzte in 7 Fällen Elektrargol in den Duralsack, und zwar an 3 aufeinanderfolgenden Tagen je 10 ccm; 4 Kinder genasen und 3 Soldaten starben.

Salvarsan.

Rothfuchs erzielte durch 0,3 Altsalvarsan intravenös, in Pausen von 6—8 Tagen wiederholt, neben Serumtherapie günstige Beeinflussung der Krämpfe; von 14 Patienten, allerdings solchen mit langer Inkubation (9 Tage und mehr), sind nur 2 gestorben, der eine an Pneumonie, der andere an Zwerchfellkrämpfen. Die auf Rothfuchs' Veranlassung von Jacobsthal angestellten Versuche ergaben, daß das salvarsanhaltige Blut das Wachstum der Tetanusbazillen hemmt und daß ein mit Salvarsan vorbehandeltes Tier nach Einführung der tödlichen Toxinmenge 24 Stunden änger lebt als das Kontrollltier. Weitere Anwendung fand das Salvarsan durch Alsberg (in 3, allerdings schweren Fällen, welche starben), Wiesel (in 3 Fällen, von welchen 2 starben), Riehl. Dagegen sah Knippen von Neosalvarsan (3 × 0,6 jeden 4. Tag) keinen eindeutigen Erfolg.

b) Narkotische Behandlung.

Neben der Serum- (antitoxischen) Therapie ist die symptomatische (narkotische) von ausschlaggebender Bedeutung für den Verlauf des Tetanus. Letztere bezweckt die Verhütung oder Beseitigung bzw. Milderung der Starre und der Krämpfe. Diese Behandlung ist deshalb eine so wichtige, weil die Krämpfe eine erhebliche Schwächung der Kräfte bis zur Erschöpfung des Kranken bringen können, ferner die Krämpfe der Schlingmuskulatur die Gefahr der Schluckpneumonie und die Erschwerung der Ernährung, die der Atemmuskulatur die Gefahr der Erstickung, und weil die Starre, speziell der Trismus, ebenfalls die Ernährung des Kranken in Frage stellen; tatsächlich sterben wohl die meisten Tetanuskranken keineswegs allein an der Vergiftung, sondern hauptsächlich an den Folgen der Krämpfe und des Spasmus, nämlich an Erschöpfung, Pneumonie oder Erstickung (s. o. Todesursachen). Die symptomatische Therapie kann dabei zugleich eine kurative sein, wenn es nämlich durch die Bekämpfung der Krämpfe und des Spasmus gelingt, den Organismus so lange zu erhalten, bis ihm der Sieg über das Tetanusgift gelungen ist. Einzelne Autoren halten die narkotische Behandlung überhaupt für die allein wirksame Die symptomatische Behandlung kann um so weniger entbehrt werden, als durch das Antitoxin nur das noch nicht verankerte Toxin beeinflußt werden kann.

Von einzelnen symptomatischen Mitteln wird auch eine spezifische d. h. antitoxische Wirkung angenommen und erscheint auch experimentell gestützt. Jedoch ist diese spezifische Wirkung allein nicht genügend und erreicht bei weitem nicht diejenige des Heilserums. Daher ist die Frage, ob man serotherapeutisch oder symptomatisch vorgehen soll, nicht zulässig, vielmehr sind beide Behandlungsverfahren nebeneinander anzuwenden, von denen jedes eine besondere Anzeige und eine besondere Grenze hat.

Auch in der symptomatischen Behandlung des Tetanus haben uns die Kriegserfahrungen ein gutes Stück weiter gebracht.

Zu den Mitteln der symptomatischen Behandlung des Tetanus rechnen wir die üblichen Narkotika einschließlich Narkose, Kurare, Magnesiumsulfat und Karbolsäure.

1. Die Narkotika im allgemeinen einschließlich Narkose.

Die schon von jeher geübte und vor der Serumeinführung im wesentlichen alleinige Behandlung des Tetanus mit Narkotika (vgl. Rose) ist auch in diesem Kriege von fast allen Autoren mit Erfolg herangezogen worden, und zwar fast durchgehends in Kombination mit den sonstigen therapeutischen Maßnahmen: Serum-, Wund- und Allgemeinbehandlung.

Bei der Behandlung des Tetanus mit Narkotika wird von den meisten Autoren Wert gelegt auf folgende allgemeine Gesichtspunkte:

1. Große und oft, ev. auch nachts wiederholte Dosen derart,

daß eine wirksame Bekämpfung der Krämpfe und der Schlaflosigkeit erreicht wird, gewöhnlich die mehrmalige Gebrauchsdosis und die zwei- bis sechsmalige Wiederholung, abends in größerer Dosis.

2. Dem Verlauf der Krankheit angepaßte Medikation (also individuell, nicht schematisch! vgl. Goldscheider).

3. Abwechseln zwischen den verschiedenen Narkotika (?).

4. Kombination der Narkotika, speziell in dem Sinne von Bürgi: Erzielung einer potenzierten Gesamtwirkung, welche um so größer ist, je mehr die einzelnen Glieder pharmakologisch verschiedenen Gruppen angehören, speziell Kombination eines Narkotikums aus der Alkaloidgruppe mit einem solchen aus der Fettreihe z. B. Morphium und Chloralhydrat o. a.

5. Berücksichtigung der summierten Giftwirkung speziell auf das Atemzentrum, aber auch auf das Herz, ferner der schädlichen und längeren Wirkung einer tiefen Narkose auf die Lungen.

Im einzelnen ist aus den Kriegsberichten folgendes zu erwähnen:

An erster Stelle werden die Alkaloide genannt, speziell die Opiumpräparate, welche schon vor über 100 Jahren von Petit, Bilguer, Dazille u. a. (vgl. Rose) benutzt wurden, vor allem Morphium, ferner Pantopon, Opium, Kodein u. a. Das Morphium wird meistens in der Einzeldosis 2 cg empfohlen, und zwar —5—6mal täglich. in der Tagesdosis bis 12 cg (Goldscheider), 15 cg (Blumenthal), ev. kombiniert mit Skopolamin 3—5 dmg, dessen Mitwirkung durch den muskelerschlaffenden Einfluß besonders erwünscht ist und dessen Giftigkeit für das Atem- und Herzzentrum gewöhnlich erst bei weit höherer Dosis in Betracht kommt; bei der Darreichung des Morphiums und seiner Derivate darf die Wirkung auf das Atemzentrum nicht außer acht gelassen werden, welche beim Tetanus überhaupt, ganz besonders aber bei dessen Magnesiumsulfatbehandlung verhängnisvoll werden kann; bei den Zwerchfellglottiskrämpfen empfiehlt Pribram als best wirksames Mittel Morphium in ganz hohen Dosen: Einzeldosis 5 cg, Tagesdosis bis 30 cg; wenn man zur künstlichen Atmung gerüstet ist, brauche man vor solch hohen und ev. vor noch höheren Morphiumdosen nicht zurückzuschrecken; Pribram folgert aus dem zentralen Angriffspunkt des Morphiums und aus der Herabsetzung der Erregbarkeit des Atemzentrums, daß es gelingen müsse, die Atemgröße graduell einzuschränken und, wenn nötig, auf ein Minimum zu reduzieren. Kreuter bezeichnet den genannten Vorschlag von Pribram als sehr beachtenswert und möglicherweise geeignet, die Magnesiumsulfatbehandlung zu übertreffen.

Von den Körpern der Fettreihe (Methanderivaten) wird am meisten, und zwar an zweiter und gleicher Stelle neben dem Morphium, von einigen auch an erster Stelle vor diesem, das Chloralhydrat gelobt. Dasselbe ist bekanntlich 1831 von Liebig dargestellt, 1869 von Liebreich in die ärztliche Praxis und 1869 von v. Langenbeck in die Tetanusbehandlung eingeführt, hierbei von jeher (vgl. Rose, Sahli u. a.) besonders gerühmt worden. Für die Darreichung ist bemerkenswert, daß es per os nur in genügender Verdünnung (5 bis 10%) und Verschleimung (Milch, Gummischleim) bei Tetanus, da es hier infolge seiner ätzenden Eigenschaft leicht Schlingkrämpfe auslöst, am besten nur vom Mastdarm gegeben, bei Herszchwäche vermieden bzw. durch andere Mittel derselben Gruppe ersetzt werden soll. Notwendig sind auch hier große Dosen: 2—3—5 g und mehr pro dosi und bis 10—12 g (Kocher, Goldscheider

u. a.), 15 g (Blumenthal) pro die. Z. B. empfiehlt sich folgende Medikation: 5—6 × per os 20 ccm einer 10%igen Lösung in Gummischleim mit etwas Himbeersaft oder besser per Klysma 50 ccm einer Lösung: Chloral. hydrat. 10,0, Mucilago salep ad 250,0 (vgl. Dreyfus). Auf die Notwendigkeit großer Dosen, welche schon Rose betont (Liebreich nahm 8 g als Maximum an; Verneuil tadelt ausdrücklich 5 g als ungenügende Gabe; in einem Falle Bergers bekam der Kranke in 31 Tagen außer Morphium ca. 500 g Chloralhydrat, also durchschnittlich 16 g täglich), legen auch die neueren Autoren Wert (s. u.), Alexander auf eine einmalige große Dosis abends 10 g. Pringsheim bemerkt allerdings, daß über die Maximaldosis hinauszugehen, wegen der starken herz- und gefäßschädigenden Nebenwirkung nicht zweckmäßig, sondern daß es besser sei, geringere Chloralhydratdosen mit Morphium zu kombinieren z. B. 3—4 × 0,02 Morphium subkutan und 5,0 Chloralhydrat abends rektal. Chloralhydrat wird von folgenden Autoren bevorzugt: Kocher, Eunike, Weintraud, Sudeck, Dreyfus, Dreyfus und Unger, Chiari, Kausch, Angerer, Alexander, Rosenkranz, Wette, Ach, Seitz, Goldscheider, Wiesel, Wienert, v. Stransky, v. Kutscha, Bruce, Matti u. a.

Neben Chloralhydrat werden aus derselben Gruppe noch folgende Mittel angewandt: Paraldehyd (doppelte Dosis des Chloralhydrats vgl. Rose, Dilger), Urethan (besonders unschädlich, aber schwach, als besonders geeignet neben Magnesiumsulfat angesehen von Spanuth in der Dosis 3 × 2 g, H. Pribram 1—2 g neben Chloralhydrat 0,5—1 g, Blumenthal bis 15 g, v. Jacksch in einem Fall 410 g in 29 Tagen ohne Vergiftungserscheinungen), Amylenhydrat (Spanuth), Veronal bzw. Medinal (3 × 0,5 g), Neuronal (3 × 1 g), Sulfonal u. a.

Besonders gerühmt wird das Luminal, zumal es als Luminalnatrium auch subkutan gegeben werden kann. Dosis 0,2—0,5 mehrmals täglich, ev. kombiniert mit Morphium oder Chloralhydrat, aber auch allein wirksam (krampfmildernd, schlafmachend und schmerzstillend); es wird bevorzugt von E. Müller (bis 2 g), Kühn (bis 1 g), Matthes, Leschke, Betke, H. Pribram, Matti, Dreyfus, Dreyfus und Unger (3 × 0,4 g), Pringsheim (3 × 0,1 g subkutan und 0,3 g innerlich) u. a.

Außer den Mitteln aus der Alkaloid- und Fettreihe kommen noch in Frage die Bromalkalien, Chinin, Salyzilpräparate (s. u.) u. a.

In gewissen Fällen wird man von der Narkose Gebrauch machen, namentlich zwecks Vornahme von operativen Eingriffen, aber auch zur Bekämpfung schwerer Krampfzustände (hier in Form von Dauerinhalationen von vorzüglicher Wirkung auf Krämpfe und Starre). Man muß sich dabei vor Augen halten, daß eine lange und öftere Narkose zu Schädigungen von Lungen, parenchymatösen Organen und Herz führen kann; daher sind die Dauerinhalationen, sowohl solche mit Äther (Lungen!), wie solche mit Chloroform (Herz und parenchymatöse Organe!) nur im Notfall anzuwenden (vgl. Kreuter). Gewöhnlich wird Chloroform empfohlen, daneben auch eine Mischnarkose mit dem Roth-Draeger-Apparat; nach B. O. Pribram und Kreuter empfiehlt es sich bei der Narkose, einerseits wegen der eminenten Gefahr der Pneumonie, andererseits wegen dernach Äther sehr oft einsetzenden Glottiskrämpfe, Äther zu vermeiden und Chloroform zu verwenden, welchem außerdem noch ein symptomatischer Wert zukommt.

Auch die namentlich früher geübte Behandlung mit hohen Dosen Alkohol gehört hierher.

Saleh empfiehlt als krampfstillend Tinct. asae foetidae subkutan steigend in Dosen von 1—2 ccm 2 mal am Tage — ein in Indien und überhaupt im Orient benutztes Mittel.

Hercher beschreibt Heilung eines Falles durch wiederholte intravenöse Äther-Kochsalzinfusionen (ca. 15—30 ccm Äther auf ca. 600—750 ccm Kochsalzlösung in gesteigerter Dosis und Konzentration) bei einem Tetanus mit 14tägiger Inkubation, bei welchem Serum, Magnesiumsulfat und Morphium nicht zur Besserung geführt hatten; Hercher nimmt eine Umstimmung in der Verkettung des ätherlöslichen Lezithins des Zentralnervensystems und Ausscheidung des dabei gelockerten Giftes an.

Außer den schon genannten verwenden nachstehende Autoren die einzelnen Narkotika: Kreuter 2—3stündlich Morphium, für die Nacht auch Chloralhydrat 5 g rektal. Blumenthal Morphium 2 cg pro dosi und bis 15 cg pro die, auch Pantopon, Bromkali und Jodkali, Chloralhydrat und Urethan. Weintraud Morphium 2 cg oder Pantopon, dazu Chlorhydrat 6 mal 2—3 g neben Magnesiumsulfat. Eunike Chloralhydrat und Morphium, auch Skopolamin neben Magnesiumsulfat. Heddäus Chloralhydrat, Morphium, Opium, Pantopon, Skopolamin, Veronal, Kodein. Czerny Morphium mit Skopolamin, auch Opium und Pantopon, Chloralhydrat 2—4 g, nach ihm Dilger auch Paraldehyd 3—5 mal 5 g innerlich oder als Klysma. E. Müller Luminal, 5 mal 0,2—0,4, gewöhnlich vor- und nachmittags 0,2, abends 0,4. Kühn Luminal bis 1 g pro die, zunächst 0,3, dann alle 4—5 Stunden 0,1, abends 0,3. Kocher meist Chloralhydrat, mindestens 2 g pro dosi und bis 12 g pro die neben Magnesiumsulfat. Hochhaus Morphium 3 mal 2 cg mit Skopolamin 5 dmg, dazu Chloralhydrat 2 g neben Magnesiumsulfat. Alexander Chloralhydrat einmalig 10 g am späten Nachmittag, dazu gegen die Schmerzen Morphium 2 mal 2 cg (Alexander legt besonderen Wert auf die einmalige hohe Dosis; von 10 Pat. starben nur 2, welche übrigens nur 5 g erhalten hatten). Angerer desgleichen. Spanuth Urethan, 3 mal 2 g neben Magnesiumsulfat. Sudeck Chloralhydrat, Morphium, Skopolamin. Dreyfus, sowie Dreyfus u. Unger Chloralhydrat, Luminal-Natrium, Morphium neben Magnesiumsulfat. Wette Chloralhydrat, Morphium, Aspirin. Rosenkranz Chloralhydrat 8 g pro dosi. Wolfsohn Chloralhydrat bis 10 g pro die neben Magnesiumsulfat. Bruce Chloralhydrat. Debeughel Morphium und Chloralhydrat. Chiari Chloralhydrat 4—6 g per klysma, daneben event. Morphium. Wichmann Morphium. Ach Chloralhydrat 3 mal 4—6 g, dazu Morphium 2 cg. Schneider Morphium, ev. mit Skopolamin und Chloralhydrat. Wiesel Chloralhydrat bis 10 g pro die neben Magnesiumsulfat. Seitz Chloralhydrat bis 10 g pro die neben Magnesiumsulfat. Wienert Chloralhydrat 16 g und Morphium 2 cg für die Nacht. Hohmeier Morphium und Chloralhydrat bis 10 g pro die. Croce Chinin neben Magnesiumsulfat. Goldscheider Chloralhydrat bis 5 g pro dosi und bis 12 g pro die, dazu Morphium bis 8 cg pro dosi und 12 cg pro die. Matthes Luminal. v. Stransky Chloralhydrat. Leschke Luminalnatrium 0,5 neben Magnesiumsulfat. Kümmell Morphium mit Skopolamin, dazu Chloralhydrat neben Magnesiumsulfat. Kausch Chloralhydrat. Betke Chloralhydrat, Veronalnatrium, Morphium neben Magnesiumsulfat, später Luminalnatrium bis 0,8 pro die allein, ev. Salthion. Roos Chloralhydrat und Magnesium. Klieneberger Morphium, Skopolamin, Chloralhydrat neben Magnesiumsulfat. B. O. Pribram Morphium, Chloralhydrat oder Luminalnatrium für die Krämpfe der peripheren Muskulatur, für die Zwerchfell-Glottiskrämpfe Morphium in hohen Dosen 5 cg pro dosi und bis 30 cg pro die. Sonntag Morphium 2 cg, ev. mit Skopolamin und Chloralhydrat 2—3 g mehrmals täglich. v. Kutscha Chloralhydrat. Matti Chloralhydrat, Sulfonal, Luminalnatrium, Morphium, Brom neben Magnesiumsulfat. H. Pribram Morphium oder besser Chloralhydrat 0,5—1 g zusammen mit Urethan 1—2 g oder Luminal 0,5 g oder Veronal.

2. Kurare.

Die Präparate des Kurare, des getrockneten Wurzelsaftes von Strychnosarten, welches von südamerikanischen Indianern als Pfeilgift benutzt wird, sind schon seit langem für die Tetanusbehandlung empfohlen vgl. Claude Bernard, Brodie, Morgan u. a. Subkutan eingespritzt, lähmt es die motorischen Nervenendigungen, führt schließlich aber auch durch Lähmung der Atemmuskeln zum Tode, wenn nicht derselbe durch künstliche Atmung abgewendet werden kann. Wegen seiner Inkonstanz ist das Mittel vorher an Tieren zu prüfen. Das schwefelsaure Kurarin (Boehm) ist von Läwen an Tieren und von Jolly bzw. T. A. Hoffmann am Menschen (vgl. Rose) versucht worden: 5—8 mg bzw. 3—12 mg subkutan in allmählich steigender Dosis, das Kuraril (Byk) von Bergell u. Levy, Blumenthal u. a.: subkutan beginnend mit 2,4 ccm, falls nach $^1/_2$ Stunde keine Wirkung eingetreten ist, alle 2—3 Stunden steigend um 0,2, nach Bedarf 4 stündlich wiederholt. Aus diesem Kriege berichten über Versuche mit Kuraril Kausch (mit vorübergehendem Nutzen), B. O. Pribram (bei Zwerchfell-Glottiskrämpfen in Dosis bis zu 15 ccm ohne Erfolg).

Fröhlich und Meyer bemerken, daß es unter allen Umständen sehr schwierig sein dürfte, beim Menschen ohne Lebensgefahr eine deutliche oder gar vollständige Ausschaltung der motorischen Nerven der Körpermuskulatur zu erreichen.

3. Magnesiumsulfat.

Geschichtliches. Die Magnesiumsulfatbehandlung des Tetanus ist zurückzuführen auf die Untersuchungen von Meltzer u. Auer vom Rockefeller-Institut 1906. Kocher hat das Verdienst, auf Grund sorgfältiger klinischer Prüfung und unter Ausarbeitung einer vollendeten Technik, die Methode speziell in Form der intralumbalen Injektion auf dem europäischen Kontinent in die Praxis eingeführt zu haben. Weitere wichtige Beiträge aus der letzten Zeit vor dem Kriege stammen von Berger, v. Redwitz, Stadler bzw. Stadler u. Lehmann; Stadler in seinem ausführlichen Referat berechnet die Mortalität bei Magnesiensulfatbehandlung auf 35% und empfiehlt die Methode, namentlich in der Subkutanapplikation für die Kriegschirurgie. Aber erst mit diesem Kriege hat das Mittel auch bei uns allgemeine Anwendung gefunden. Eine ausführliche historische Schilderung findet sich bei Markwalder.

Pharmakologische Grundlagen.

Über die pharmakologischen Grundlagen besteht noch keine völlige Kenntnis. Nach früheren Studien und nach den neueren Mitteilungen von Straub, Schütz, Mansfeld, Cloetta, v. Stransky, Gensler, Bürgi, Markwalder u. a. können wir folgendes als bisher festgestellt annehmen (vgl. Bürgis Übersicht in den Jahreskursen für ärztliche Fortbildung 1915). Das Magnesiumsulfat, Bitter- oder Glaubersalz, welches per os lediglich abführende Wirkung ausübt und wegen der schweren Resorbierbarkeit vom Darme aus und der leichten Ausscheidbarkeit durch die Nieren wohl niemals, höchstens bei längerem Verbleiben im Darme allgemeine Erscheinungen hervorruft, verhält sich bei paroraler Einverleibung als ein echtes Narkotikum. (Es gehört neben Brom zu den wenigen anorganischen Narkotika.) Es wirkt sowohl peripher lähmend d. h. nerven-muskellähmend durch Beeinflussung der motorischen Nervenendigungen ähnlich Kurare, wie auch zentrallähmend d. h. narkotisierend; daraus ergibt sich sein Wert für die Tetanusbehandlung. Es unterdrückt die Krampfanfälle, wirkt also symptomatisch in doppelter Weise. Ob es dabei auch, wie Meltzer annimmt, kausal wirkt, indem es die motorischen Nerven für weiteren Toxinnachschub blockiert, erscheint fraglich vgl. auch Bürgi. Bezüglich der kausalen Therapie ist jedenfalls das Heilserum der maßgebende Faktor; bezüglich der symptomatischen ist das Mg anscheinend vor allen anderen Narkotika wirkend, kann aber durch diese vortrefflich unterstützt werden (s. u.). Die sonstige Anwendung des Mg z. B. zu allgemeiner Narkose, Lumbalanästhesie (schon von Meltzer und Auer versucht) usw. hat sich übrigens bisher nicht eingebürgert.

Über die Frage, ob das Mg ein eigentliches Narkotikum sei oder ob nicht vielleicht alle oder doch die meisten auf seine Einverleibung folgenden Erscheinungen aus der schon erwähnten Kurarewirkung zu erklären seien, sind die Autoren sich noch nicht einig. Bürgi bemerkt, daß die Frage nach den bisherigen Tierexperimenten nicht mit Sicherheit entschieden werden könnte, wohl aber mit größter Wahrscheinlichkeit aus den beim Menschen gefundenen Beobachtungen. Während Straub nur die Kurarewirkung (Blockade der motorischen Nervenendigungen der Skelettmuskulatur) gelten läßt, betont Mansfeld auf Grund ausgesprochener narkotischer Erscheinungen an Tieren und Menschen daneben die narkotische Wirkung des Mg. Er warnt zugleich vor der Darreichung anderer Narkotika in hohen Dosen neben Mg, wie sie Straub empfiehlt, zumal bei dieser kombinierten Narkose das Chlorkalzium (s. u.) als Gegenmittel versage. Bürgi bezeichnet ebenfalls das Mg als echtes Narkotikum, gestützt auf die Beobachtungen an behandelten Menschen; er sieht in der narkotischen Wirkung des Mg eine Bestätigung des Satzes: Ein Arzneimittel, welches pharmakologische Verwandtschaft zu den Nerven hat, kann in den meisten Fällen überall auf die Nervenapparate einwirken, nur ist seine Affinität zu den einzelnen Abschnitten des Nervensystems eine verschieden starke; die Vielseitigkeit der Mg-Wirkung ist also nicht eine Ausnahme, das Besondere wird vielmehr durch die ziemlich gleichmäßige Empfindlichkeit der verschiedenen Nervenabschnitte ihr gegenüber gebildet.

Markwalder gelangt auf Grund seiner experimentellen Untersuchungen zu folgenden praktisch wichtigen Schlüssen: Die parenterale Einführung von Magnesiumsulfatlösung auf dem Wege der subkutanen, intramuskulären und intravenösen Injektion zeigt in der Wirkung nur quantitative Unterschiede. Diese Unterschiede sind durch den Resorptionsverlauf bedingt. Für das Experiment wie für die therapeutische Verwendung bietet die jederzeit beherrschbare Methode der intravenösen Infusion die zuverlässigste Eignung. Das Zustandekommen der Magnesiumwirkung bei intravenöser Einverleibung ist eine reine Funktion der Strömungsgeschwindigkeit bzw. der im Körper erzielten Konzentration; die absolute Menge des eingeführten Salzes ist grundsätzlich ohne

Belang. Die Muskulatur wird peripher gelähmt, aus dem System der quergestreiften Muskulatur sind die Pars respiratoria des Zwerchfells und die Musculi intercostales durch zähe Widerstandsfähigkeit besonders hervorgehoben. Der Kreislauf erfährt eine Blutdrucksenkung; diese unvermeidliche Kreislaufschädigung engt das Anwendungsgebiet des Magnesiums nur wenig ein, da das Herz sich deutlich resistenter erweist als die Atmung. Der Antagonismus des Kalzium gegen das Magnesium besteht eklatant nur gegenüber der Atmung, ist aber ganz unwirksam am Kreislauf und äußert sich nur träge gegenüber der peripheren motorischen Lähmung. Die therapeutische Verwendung der intravenös erzeugten Magnesiumsulfatwirkung wird gefördert durch das überraschende Ergebnis, daß die im Krampf befindliche Muskulatur vor der normalen gelähmt und dazu nur bis zur Wiederkehr der ungehemmten, willkürlichen Funktionsfähigkeit beeinflußt wird. Der Zweck der Behandlung kann immer nur in einer Kraftökonomie bestehen durch Stillegen der Krämpfe, welche ev. riesige Muskelleistungen verschwenden.

Zuelzer, welcher ebenso wie Mansfeld bei Kombination des Mg mit anderen Narkotika schwere Gefahren beobachtete, empfiehlt als Ersatz des schwefelsauren das glyzerin-phosphorsaure Mg (in der Tagesmenge von 10—15—20 g auf 6—8 Injektionen verteilt in 25%iger Lösung subkutan und intravenös), welches die guten Eigenschaften des ersteren, nicht aber die schlechten zu enthalten scheint; allerdings konnte er es bisher wegen der Abnahme der Tetanusfälle noch nicht genügend am Menschen probieren. Nach Kobert jedoch bewirkt das Glyzerinphosphat bei Tieren Glykosurie; die narkotische Wirkung erwies sich nicht als besser, die toxische aber zweifellos als stärker; er möchte daher das glyzerinphosphorsaure Mg trotz seiner geringeren örtlichen Reizung und der geringeren Blutdruckerniedrigung nicht ohne weiteres empfehlen.

Vergiftungsgefahr.

Die Gefahr der Mg-Therapie besteht — abgesehen von der Wirkung auf die Herztätigkeit bei intravenöser Injektion — in der Wirkung auf das Atemzentrum; bei Überdosierung ist Atemstillstand zu befürchten. Wie weiter unten ausgeführt wird, ist diese Gefahr bei verschiedener Applikation verschieden groß; sie ist am geringsten bei subkutaner und intramuskulärer, am größten bei intravenöser und intralumbaler, bei letzterer namentlich, wenn zur Ausdehnung der Wirkung Oberkörper-Tieflagerung vorgenommen wird. Cloetta warnt vor allgemeiner tiefer Narkose zum Zwecke der Krampfunterdrückung; bei intralumbaler Verwendung besteht auch noch die Gefahr der Diffusion aufwärts; es soll dabei, weil es sich um eine spezifisch schwere Lösung handelt, keine Oberkörper-Tieflagerung vorgenommen werden, wodurch allerdings auch die Ausschaltung der Krämpfe der oberen Thorax- und der Halsmuskulatur wegfällt; das Mg sei in der Tetanustherapie ein „Curare redivivus", dessen Gefahr nicht geringer sei; das einzige Entlastungsmoment liege in der raschen Aufhebbarkeit der Narkose durch Kalziumwirkung, welches aber durch die Blitzartigkeit des Atemstillstands oft illusorisch werde. Auch andere Autoren warnen vor Mg, namentlich bei intralumbaler Applikation (s. u.).

Die meisten Autoren halten allerdings diese Befürchtungen für übertrieben, da sie fanden, daß bei vorsichtiger Anwendung des Mg Gefahren für die Atmung sich ganz vermeiden oder doch auf ein durch Gegenmittel beherrschbares Maß halten lassen. Kocher weist darauf hin, daß es genügt, einen Nachlaß der Starre und der Krampfanfälle zu erzielen und daß bei refracta dosi große Mengen zulässig seien im Hinblick auf den Parallelismus von Resorption und Ausscheidung. Andere erlauben aber nur subkutane Applikation, lehnen dagegen die intralumbale und intravenöse ab (s. u.).

Schütz, welcher bei Tierexperimenten weitgehende Senkungen der Körpertemperatur, wahrscheinlich infolge direkter Einwirkung des Mittels auf die wärmeregulierenden Zentren, und das Eintreten der Lähmungssymptome durch ein steiles Abfallen der Temperaturkurve angekündigt fand, weist auf die ev. Nützlichkeit fortlaufender Temperaturmessungen bei der Mg-Behandlung hin, wodurch vielleicht über die Schwierigkeit der Dosierung hinweggeholfen werden könne.

Mit Rücksicht auf die Gefahren hoher Magnesiumsulfatdosen ist von verschiedenen Seiten die Kombination von Magnesiumsulfat mit anderen Narkotika empfohlen worden. Manche Autoren warnen jedoch vor der kritiklosen Kombination des Mg. mit anderen Narkotika in hohen Dosen (Mansfeld u. a.) oder vor Verwendung bestimmter Narkotika, deren Gefahr ebenfalls in der Einwirkung auf das Atemzentrum besteht, vor allem vor Morphium. Spanuth empfiehlt statt des Morphiums vor allem das Urethan wegen seiner atmungsanregenden Wirkung, auch Amylenhydrat, Issekutz statt des Morphiums und Narkophins Urethan, Chloralhydrat, Luminal. Straub warnt vor Kombination mit Chloralhydrat, Zuelzer sah dabei mehrere Todesfälle. Leschke hatte bei kombinierter Behandlung mit Magnesiumsulfat und Luminal subkutan glänzende Erfolge. Wieweit sich toxischer und therapeutischer Effekt des Mg bei Kombination mit anderen Narkotika erhöht, ist noch nicht genügend festgestellt. Nach den Versuchen von Meltzer u. Auer, Mansfeld u. a. und im Gegensatz zu den Behauptungen von Gensler steht so viel fest (vgl. Bürgi): Kombination des Mg mit irgend einem anderen Narkotikum hat potenzierte narkotische Kraft. Meltzer u. Auer fanden besonders starke Wirkung bei Äther-Mg-Kombination; in einzelnen Fällen wurde $^1/_4$ bis $^1/_6$ der sonst notwendigen Äthermenge und $^1/_2$ der narkotischen Mg-Menge für eine gute Narkose gebraucht. Mansfeld fand ebenfalls potenzierte Wirkung, zum Teil bis zum 10fachen des Additionswertes, besonders bei Kombination mit Urethan, Chloralhydrat, Morphium, Äther; er nimmt aber neben der therapeutischen auch eine toxische Potenzierung an und warnt vor kritikloser Kombination, zumal die antagonistische Wirkung des Kalziums in solchen Fällen ausbleiben könne.

Anwendungsform.

Die Anwendung des Mg kann auf verschiedene Weise erfolgen: subkutan bzw. suprafaszial und intramuskulär, intravenös oder intralumbal. Krampfstillende und toxische Wirkung sind bei den einzelnen Applikationsarten verschieden, also auch die zu wählenden Dosen.

Die subkutane Anwendung ist die ungefährlichste (sie bedroht das Atemzentrum nicht in der Größe, wie die intradurale, weil keine lokale Wirkung auf die Medulla oblongata zu befürchten ist), aber auch die unwirksamste; sie ist recht schmerzhaft, weshalb entweder ein Narkotikum z. B. Morphium, Morphium und Skopolamin u. a. einige Zeit vorher gegeben oder 1 bis mehrere

Kubikzentimeter eines Lokalanästhetikums z. B. 1%ige Novokainlösung vorgespritzt werden soll. Gewählt wird meist eine 20—40%ige, am häufigsten eine 30%ige Lösung; eine solche reizt nur mäßig und empfiehlt sich auch schon wegen der kleinen Injektionsmengen, welche erforderlich sind; die Dosis beträgt nicht unter 0,25 g auf 1 kg Körpergewicht. Hochhaus sowie Pamperl beobachteten auch Abszesse an der Injektionsstelle.

Usener empfiehlt, die Injektion suprafaszial auszuführen, am besten so, daß man mit einer mit Kochsalzlösung beschickten Kanüle auf die Faszie eingeht, nach Probeinjektion die Spritze wechselt, dann Mg einspritzt und unter Nachspritzen mit Kochsalzlösung die Spritze zurückzieht.

Die intramuskuläre Anwendung entspricht im ganzen der subkutanen in ihrer Wirkung, ist aber etwas kräftiger, weshalb eine etwas schwächere Dosis (ca. $^2/_3$) zu wählen ist.

Die intravenöse Anwendung gilt als die rationellste, aber auch als die gefährlichste. Intravenöse Injektion von Mg kann zum Herzstillstande führen, bevor die Respiration wesentlich beeinflußt wird. Resorption und Ausscheidung des Mittels erfolgen bei der intravenösen Zufuhr am schnellsten; die Wirkung der jedesmaligen Injektion ist daher hierbei flüchtig. Meltzer u. a. möchten sie jedoch beim Menschen nicht angewandt wissen. Straub hat das Verdienst, gezeigt zu haben, daß man bei Verwendung von verdünnten (2,5%) Lösungen ohne Gefahr intravenöse Injektionen machen kann, auch wenn man in refracta dosi sehr große Mengen (etwa 100 ccm) Mg einführt, da der Organismus den Anforderungen der Ausscheidung in weitgehendem Maße gewachsen ist. Während die subkutane und intramuskuläre Applikation sich wesentlich für leichte, meist auch spontan heilende Fälle von Tetanus eigne, ermögliche die intravenöse eine Dauerwirkung auf die motorischen Nerven, welche Wirkung sich in der gewünschten Tiefe viele Stunden lang unterhalten lasse, so daß der Patient vor dem Erschöpfungstode durch die Krämpfe des schweren Tetanus geschützt werden kann. Straub empfiehlt die langsame Infusion von 50—150 ccm einer 2,5—3%igen Lösung, nach Abklingen der Wirkung zu wiederholen. Nach Leschke wirkt die 2—3 malige Injektion von 5—10 ccm einer 20%igen Lösung ebenso wie die Dauerinfusion; in ähnlicher Weise verwandte Liebold die 2—3-malige Injektion von 10 ccm einer 15%igen Lösung. Die intravenöse Applikation wird außer von Straub noch von Kocher, Liebold, Leschke, Klieneberger, Wydler, Wegrzynowsky u. a. berücksichtigt.

Die intralumbale Applikation steht wohl bezüglich ihrer krampfstillenden und toxischen Wirkung in der Mitte zwischen der subkutanen und intravenösen. Die intralumbale Injektion wird von zahlreichen Autoren wegen ihrer guten Erfolge namentlich in schwereren Fällen gerühmt, zumal sie neben kräftiger Wirksamkeit den Vorzug längerer Dauerwirkung habe; nur mit der permanenten intravenösen Zufuhr nach Straub lassen sich ebenfalls länger dauernde Effekte erzielen, doch darf man hier die Dosis nicht so hoch wählen, daß ein gleich starker Effekt erreicht wird. Vgl. Meltzer, Kocher u. a.

Das Magnesium bleibt anscheinend längere Zeit im Duralsack an Ort und Stelle liegen (Arnd) und bewegt sich je nach der Lagerung nur langsam; durch Oberkörperhorizontal- bzw. -tieflagerung läßt sich die Wirkung bis zum Halsmark ausdehnen; dabei muß aber wegen Gefahr der Atemlähmung eine Beeinflussung des verlängerten Marks vermieden werden.

Von anderen Autoren: Kreuter, Weintraud, Usener, Wiesel, Rothmann, Grundmann, Kümmell, Matti, Wegrzynowsky, zum Teil auch von Dreyfus, Dreyfus u. Unger, Mertens u. a. wird die intralumbale Applikation wegen ihrer Gefahr (s. o. Vergiftungsgefahr) in der allgemeinen Praxis verworfen. Letztere Gefahr droht ganz besonders, wenn bei Oberkörper-Tieflagerung, durch welche auch die aufwärts des Brustmarkes entspringenden, die obere Thorax- und die Halsmuskulatur versorgenden Nerven beeinflußt werden sollen, das rasch nach dem verlängerten Marke diffundierende Mg eine Lähmung des Atemzentrums herbeiführt; diese Gefahr ist um so unangenehmer, als Physostigmin und Chlorkalzium auf die Atemlähmung keinen verläßlichen Einfluß ausüben, falls die Lähmung nach intralumbaler Applikation des Mg erfolgt ist (Meltzer). Dazu kommt noch die Möglichkeit einer Schädigung des Rückenmarkes; über meningitische Reizung berichten Alsberg, Kafka u. a.; Higier beschreibt bei einem vorher ganz gesunden Soldaten etwa 2 Wochen nach abgeschlossener, energischer intralumbaler Mg-Kur ein Krankheitsbild, welches an eine subakute dorsale Myelitis erinnerte; für die Entstehung dieser Krankheit glaubt er eine Giftwirkung des Mg oder eine schädliche Einwirkung durch die wiederholte Einspritzung einer differenten Salzlösung auf das Rückenmark verantwortlich machen zu müssen. Strohmeyer sah trophische Störungen mit großen Dekubitalgeschwüren, Eunike Halluzinationen, Heile chronische Entzündung der Pia mit Konsistenzvermehrung des Rückenmarks, Ähnliches Getzova. van Lier untersuchte im Tierexperiment die Wirkung der intralumbalen Magnesiuminjektionen auf die Ganglienzellen des Rückenmarks und fand bei nicht isotonischer Lösung schwere Veränderungen in pathologisch-anatomischer Beziehung: hydropische Schwellung, Verwaschensein des ungefärbten Retikulums, Abplattung und Aneinanderrückung der Tigroidkörperchen, ev. Auseinanderfallen der Nißlschen Körperchen an der Stelle der Injektion und bei Atmungsstörung auch in der Medulla; im Hinblick auf seine Befunde und die in der Literatur vermerkten zahlreichen Komplikationen (Atemstörungen, bleibende Paraplegien, Todesfälle) verwirft er die intradurale Injektion und empfiehlt dafür die subkutane.

Ein abschließendes Urteil über die intralumbale Magnesiumsulfatinjektion erscheint z. Zt. noch nicht möglich. Immerhin muß sie als ein wertvolles Hilfsmittel der symptomatischen Behandlung angesehen werden, allerdings wegen der obengenannten Gefahren nur für schwere Fälle vorbehalten.

Die Technik besteht in der Lumbalpunktion mit Ablassen von entsprechend viel Liquor, langsamer Injektion und ev. nachfolgender Horizontallagerung bei leicht erhöhtem Kopf. In längstens $^1/_2$ Stunde ist die Wirkung zu erwarten. Dieselbe hält etwa 12—24 Stunden an. Krämpfe und Muskelstarre lassen nach; ev. folgt ein mehrstündiger ruhiger Schlaf. Bei neuerlichen Krämpfen ist die Wiederholung der Injektion angezeigt. Gewählt wird zur intralumbalen Injektion eine 15—25%ige Lösung; die Dosis beträgt nicht unter 0,25 g pro 10 kg Körpergewicht (s. u.). Dauernde Überwachung des Kranken mit Bereitstellen aller gegen den Atemstillstand gerichteten Vorkehrungen ist erforderlich.

Zusammenfassend läßt sich also über die verschiedenen Applikationen sagen, daß die subkutane und intramuskuläre als die ungefährlichste, allerdings auch am wenigsten wirksame, namentlich auch in leichten Fällen für die allgemeine Praxis empfohlen werden kann, daß aber bei schweren Fällen die intralumbale und ev. auch die intravenöse Anwendung finden sollen, aber wegen ihrer Gefahr nur mit der notwendigen Vorsicht.

Gegenmittel gegen die Vergiftungsgefahr bei Mg-Behandlung.

Gegen die bedrohliche Wirkung auf das Atemzentrum kommen folgende Mittel in Frage:

1. Chlorkalzium 600 ccm 0,05—0,2% (isotonisch) bzw. 10 ccm 5 % intravenös oder 50 bis 60 ccm 2% intramuskulär. Die teilweise antagonistische Wirkung des Chlorkalziums wurde von Meltzer gefunden; weitere neuere Untersuchungen stammen von Starkenstein, v. Stransky; wie schon erwähnt, ist nach Mansfeld das Chlorkalzium bei Kombination des Mg mit anderen Narkotika unwirksam.

2. Physostigmin $^1/_2$—1—$1^1/_2$ mg und ev. in gleicher Dosis Atropin subkutan, wenn die bradykardische Wirkung des Physostigmin sehr hervortritt (Meltzer, Kocher). Chlorkalzium und Physostigmin helfen aber wenig, wenn die Atemlähmung nach intraspinaler Applikation des Mg sich einstellt (Meltzer). Dreyfus mahnt mit Rücksicht auf das Herz zur Vorsicht, Bürgi verhält sich überhaupt ablehnend.

3. Bei der intralumbalen Applikation haben wir in der verschiedenen Oberkörperlagerung ein Regulierungsmittel für die Wirkung des Mg, und zwar sowohl für den therapeutischen Effekt, wie auch für die Vermeidung einer Atemstörung (Kocher). Auch kann nach Meltzers sowie Arnds Vorschlag nach intraspinaler Applikation zwecks Entgiftung eine Auswaschung des Lumbalsackes mit Kochsalz- oder Ringerlösung vorgenommen werden durch mehrfaches Ein- und Ausfließenlassen von mindestens 20 ccm.

4. Das souveräne Mittel ist die künstliche Atmung, und zwar mit besonderem Apparate nach Meltzer oder durch einen mittels Tracheotomie oder Intubation eingeführten Katheter, welcher so breit sein soll, daß zwischen ihm und der Trachea die verbrauchte Luft leicht entweichen kann (ca. $^2/_3$ des Tracheallumens); dabei wird unter erhöhtem Druck (z. B. mit dem Brauerschen Apparat) gewöhnlich Luft (Meltzer) oder Sauerstoff (Kocher) eingeblasen; die Atmung kann durch dieses Verfahren viele Stunden unterhalten werden, ohne daß irgendwelche Respirationsbewegungen von seiten des Patienten gemacht werden. Bezüglich der Tracheotomie ist aber zu bemerken, daß sie, auch wenn sie prophylaktisch vor der Magnesiumsulfatinjektion angewandt wird, leicht zu Bronchopneumonien führt und daher nur nach Erschöpfung aller anderen Methoden angewandt werden soll (vgl. Pringsheim).

Allgemeine Beurteilung der Mg-Therapie.

Die Ansichten der Praktiker über den Wert der Mg-Therapie beim Tetanus gehen weit auseinander sowohl bezüglich der Wirksamkeit und der Zulässigkeit im allgemeinen, wie bezüglich der Technik im einzelnen (Applikation, Dosis, Konzentration, Wiederholung s. u.). Es überwiegen aber im ganzen die zustimmenden Urteile; fraglos sind auch manche ungünstigen Ansichten auf mangelhafte Methodik zurückzuführen z. B. bezüglich Wirksamkeit auf ungenügende Dosen oder Wiederholung bei mangelhafter Krankenbeobachtung, bezüglich der Gefahr auf zu große Dosis oder zu hohe Konzentration. Bei dem erstgenannten Punkt ist auch zu bedenken, daß das Mg nur symptomatisch wirkt, ferner daß die einzelnen Fälle recht verschieden zu bewerten sind, speziell daß bei schweren, namentlich bei solchen mit kurzer Inkubation, auch die Mg-Behandlung, wie jegliche andere Behandlung, geringeren Effekt hat als bei den leichten. Während über die Zulässigkeit der Methode manche Autoren sich skeptisch ausdrücken, wird von fast allen die Wirksamkeit gerühmt: sie beseitigt die quälenden Krämpfe und schafft damit dem Kranken nicht nur große Erleichterung, Möglichkeit von Schlaf, Aushusten, Nahrungsaufnahme usw., sondern oft auch Lebensverlängerung und ev. Rettung, indem sie die durch die Krämpfe bedingte Erschöpfung und vielleicht auch die durch die Zwerchfell-Glottiskrämpfe bedingte Erstickung verhüten kann. Unerläßliche Voraussetzung für den Erfolg der Mg-Behandlung ist allerdings eine genaue Kenntnis der Bedingungen und Gefahren ihrer Anwendung, sowie eine sorgfältige Krankenbeobachtung. In jedem Fall ist individuell (nach Allgemeinbefinden, Krampfanfällen) vorzugehen, und zwar was die Wahl der Injektionsart, -dosis und -zeit betrifft; ev. empfiehlt sich mit Rücksicht auf die Gefahr hoher Dosen die Kombination des Magnesiumsulfats mit anderen Narkotika (s. o.).

Über die Mg-Behandlung des Tetanus liegen aus dem jetzigen Kriege folgende Äußerungen vor:

Vorangestellt seien die neueren Mitteilungen von Meltzer und Kocher. Meltzer empfiehlt die Mg-Behandlung neben der Serumtherapie, entweder subkutan oder intramuskulär, nicht weniger als 0,3 pro kg in 25% Lösung, also 1,2 ccm, bei Krämpfen unter Ätherisierung (nicht Chloroformierung!) nicht weniger als 0,5, also 2 ccm einer 25%-Lösung pro kg, alle 4—6 Stunden wiederholt, bei schwersten Krämpfen intraspinal nicht weniger als 0,25, also 1 ccm einer 25%-Lösung pro 10 kg mit Oberkörper-Flachlagerung, weiter subkutan, nur im Notfalle intraspinal; gegen die Gefahr der Atemlähmung nach intralumbaler Applikation: Auswaschen des Spinalsackes mit Kochsalz- oder Ringerlösung, sonst auch Chlorkalzium 500—600 ccm 0,2% isotonischer Lösung intravenös oder 50—60 ccm 2%-Lösung intramuskulär und Eserin $1^1/_2$ mg, als souveränes Mittel in allen Fällen die künstliche Atmung mit besonderem Apparat.

Kocher hält das Magnesiumsulfat für das zur Stunde wichtigste Mittel, um auch schwere und schwerste Tetanusfälle vor tödlichem Ausgang zu bewahren; er kommt auf Grund eigener Fälle und kritischer Beurteilung der Experimente und klinischen Mitteilungen zu folgenden Schlüssen: Es ist nicht nötig, die von Meltzer u. Auer bis zur völligen Muskelerschlaffung verwandte Dosis anzuwenden, sondern es genügt, den Krampf zu beheben d. h. die Erregbarkeit der Zentren soweit herabzusetzen, daß unter Nachlassen der Starre die Anfälle aufhören, wenn auch ein gewisser Grad von Steifigkeit zurückbleibt. Bei der dazu nötigen Dosis fällt die Gefahr einer Lähmung des Atemzentrums d. h. Atemstillstands fort. Bei rechtzeitig wiederholten Dosen erfolgt eine erwünschte Kumulation in der Wirkung; die Dosis kann ohne Bedenken wiederholt werden, solange bei starker Muskelstarre anfallsweise Krampfsteigerung auftritt. Man kann bei Anwendung des Mittels in refracta dosi ganz gewaltige Mengen Mg dem menschlichen Körper ohne einen Schaden einverleiben, weil das Medikament nach relativ kurzer Zeit ausgeschieden wird; die Zeit der Ausscheidung geht parallel der Zeit der Resorption; die Kumulation ist dementsprechend am meisten zu berücksichtigen bei intraspinaler Applikation (noch nach 24 Stunden), danach bei subkutaner, dann intramuskulärer und zuletzt intravenöser (nicht länger als $^1/_2$—1 Stunde). Daraus ergeben sich für die praktische Anwendung folgende Gesichtspunkte:

1. Das Mg hat eine symptomatisch-kurative Wirkung, das Serum eine prophylaktische; letzteres ist bei jedem verdächtigen Falle sofort anzuwenden, am 5., 8. und 12. Tage zu wiederholen, und zwar in der Dosis 10 ccm Berner Serum subkutan.

2. Bei den Anfangssymptomen des Tetanus sofort 25% Lösung subkutan, und zwar innerhalb 24 Stunden in 4 Teilen die Maximaldosis 1,5 g pro kg.

3. Bei Anfällen Wiederholung unter ständiger Krankenbeobachtung.

4. In schweren Fällen intramuskulär, in $^2/_3$ Dosis, ev. 6 mal wiederholt in 24 Stunden.

5. Bei stärksten und gehäuften Anfällen, besonders bei solchen der Atemmuskulatur mit Zyanose entweder Straubs intravenöse Injektion, ev. $^1/_2$-bis einstündlich wiederholt bei eingebundener Kanüle: 100 ccm einer 2,5%-Lösung in 2 Minuten oder Meltzer-Auers intramuskuläre Injektion mit Äthernarkose: 2 ccm einer 25%-Lösung pro kg, ev. wiederholt.

6. Bei der unter diesen Umständen nicht häufigen Atemlähmung: intramuskulär 2%-Lösung 50—60 ccm oder intravenös 0,05% isotonische Lösung bis 600 ccm Chlorkalzium.

7. Die intraspinale Injektion ist die Methode, welche bei kleinsten Dosen den sichersten und anhaltendsten Verfolg verspricht: 0,25—1 ccm einer 25%-Lösung pro 10 kg, ev. wiederholt, dabei Oberkörper-Flach-, Hoch- oder Tieflagerung, gegen den ev. Atemstillstand Lungenlüftung nach Meltzer mit O-Zufuhr nach Kocher, weiter subkutan und intramuskulär.

Ferner liegen folgende Äußerungen aus dem jetzigen Kriege vor: Die subkutane bzw. suprafasciale und intramuskuläre Applikation gebrauchen außer Meltzer und Kocher: Falk subkutan 10—25 oder 30—40%, meist 30%-Lösung (weil wenig reizend), in großen Dosen (während niedrige erregen), nicht unter 3 g, bei leichten und mittelschweren Fällen 5—6 g, ev. 9 g, in einem Falle 12 g pro dosi und 24 g pro die, vorher Morphium oder 2—3 ccm einer 1%-Novokainlösung, gegen Atemstörungen 5%-Chlorkalziumlösung intramuskulär. Weintraud subkutan mit Morphium oder Pantopon vorher, mit großen, ev. dreisten Dosen, meist 3—4 g = 15—20 ccm einer 20%- oder 12—16 ccm einer 25%-Lösung, gegen Atemstörungen 5 ccm 5%-Chlorkalziumlösung intramuskulär, ev. wiederholt, Physostigmin 1 mg, künstliche Atmung mit Tracheotomie oder Intubation, intralumbal nur mit größter Vorsicht. H. Pribram nur ausnahmsweise intraspinal, gewöhnlich subkutan bis 50 und mehr ccm einer 25%igen Lösung pro die mit vorzüglichem Erfolg, dabei ohne Nekrosen, nur 3 mal mit Atemlähmung, welche durch subkutane Injektion von 5 ccm einer 5%igen Lösung von Chlorkalzium und durch künstliche Atmung behoben wurde. Hochhaus subkutan, neben Morphium vorher, 3 mal 10—15 ccm, später bis 100 ccm pro die einer 25%-Lösung, schließlich 60—80—100 ccm einer 40%-Lösung; von 17 Fällen wurden 5 geheilt, allerdings nicht die schwersten; keine Atemstörungen, wohl aber Schmerzen an der Injektionsstelle, auch Abszesse, ferner 3 mal Gefühllosigkeit und Schwäche in den unteren Extremitäten und Blasenbeschwerden vorübergehender Art. Schlesinger subkutan oder intramuskulär 20 ccm einer 25%-Lösung täglich 2 mal, später 1 mal. Sudeck intradural oder subkutan, 4stündlich bis 30 ccm einer 25%-Lösung neben Morphium, Skopolamin und Chloralhydrat. Siemon täglich 2—3 mal 10 ccm einer 25%-Lösung. Cahen neben Morphium und Skopolamin. Martin 3 mal 20 ccm einer 15%-Lösung subkutan neben Morphium und Chloralhydrat. Usener subkutan oder besser suprafaszial in 40—50%-Lösung, in schweren Fällen 3—4 mal täglich mit 2stündlichen Pausen neben anderen Narkotika. Wolfsohn subkutan 5 mal 2 ccm einer 20%-Lösung in 9 Fällen, allerdings niemals mit deutlichem Vorteil. Rothmann subkutan (nach Falk) mit 30%-Lösung bis 9 g und mehr pro dosi, aber nicht intradural. Dreyfus 5 bis höchstens 12 g pro die in 3 Injektionen einer 30%igen Lösung. Dreyfus und Unger 2—3 mal täglich 20 ccm einer 25%igen Lösung. Wiesel subkutan bis 80 ccm einer 25%igen Lösung pro die nach vorheriger Novokaininjektion, aber nicht intradural, zum Teil mit, zum Teil ohne Erfolg. Reingruber subkutan oder besser auf die Faszie 40%-Lösung, alle 2—3 Stunden wiederholt, mit längerer Pause nach einigen Einspritzungen. Seitz mehrmals täglich 10—15 ccm einer 20—30%-Lösung subkutan, fortgesetzt bis zum Aufhören der Krämpfe, gewöhnlich 12—14 Tage, neben Chloralhydrat 10 g pro die. Wiener einmalig 10 ccm einer 40%-Lösung subkutan mit gutem Erfolge ohne Erstickungsanfälle. Issekutz neben Narkotika in großen Dosen (Chloralhydrat, Urethan, Luminal u. a., aber nicht Morphium). Grundmann 3—4 mal 20 ccm einer 10—15%-Lösung subkutan, aber nicht intralumbal oder intravenös. Kausch 3 mal 1 Liter einer 3—6%-Lösung subkutan (zugleich durstlöschend!) neben Narkotika. Kümmell subkutan neben Narkotika und heißen Bädern, aber nicht intralumbal oder intravenös. Strater subkutan in einem Falle von Spättetanus. Kappis subkutan neben anderen Narkotika. Tar subkutan oder intramuskulär in nicht zu kleinen Dosen. Kreuter subkutan in der Tagesdosis 0,5—0,7 g pro 1 kg Körpergewicht in leichten und initialen Fällen. van Lier im Hinblick auf die erfahrungsgemäß häufigen und schweren Komplikationen der intralumbalen Injektion und auf die bei seinen Tierversuchen gefundenen pathologisch-anatomischen Veränderungen der Ganglienzellen des Rückenmarks (s. o.) subkutan 3—4 g pro dosi und 12 g pro die bei genauer Überwachung der Atmung und Bereithalten einer 5%igen Chlorkalziumlösung, daneben Chloralhydrat, Tetanusserum in großen Mengen subkutan und intralumbal, Exzision der Wunde.

Die intralumbale Applikation, zum Teil neben der subkutanen, bevorzugen außer Kocher in gegebenen Fällen: Strohmeier intralumbal 8 ccm einer 10%-Lösung ohne Atemstörungen in 5 Fällen, von denen allerdings 4 starben. Eunike intralumbal (nach Kocher) neben Narkotika in 4 schweren Fällen erfolglos, in 4 anderen mit Erfolg gegen die Krämpfe, dabei aber Halluzinationen, gegen welche Morphium günstig wirkte. Spanuth intradural in 25%-Lösung, 0,02 g auf 1 kg, daneben 3 mal täglich Urethan 2 g innerlich oder Amylenhydrat 4—5 g rektal, aber kein Morphium. Dreyfus sowie Dreyfus u. Unger in Form der Serumüberschwemmungsnarkosetherapie nur selten intralumbal 8—10 ccm einer 10%-Lösung, und zwar nur in Fällen, wo die anderen Narkotika versagten und die Krämpfe nach Zahl und Intensität unmittelbar lebensbedrohlich erschienen, sonst subkutan oder intramuskulär 5 g in 25—30%-Lösung, 1—2-, höchstens 3 mal täglich, kombiniert mit Morphium und Luminal. Dreyfus bezeichnet das Mg als ein ausgezeichnetes symptomatisches Mittel, aber auch als ein gefährliches; er empfiehlt zunächst Serumbehandlung und erst bei heftigen konsumierenden Zuckungen oder gehäuften Krampfanfällen Mg in Kombination mit Morphium und Luminal, bei lebensbedrohlichem Zustande Mg intralumbal. Klink intralumbal 6 ccm einer 25%-Lösung. Syring 25 mal 10 ccm einer 10%-Lösung in 8 Tagen intradural bei einem Falle von 20tägiger Inkubation. Schnitzler subkutan und intralumbal nur mit kurzdauerndem Erfolge. Heile intradural 0,8—1,5, schließlich 3 ccm und mehr einer 10—15%igen Lösung, frühzeitig schon bei beginnender Reflexsteigerung, auch ohne Oberkörper-Tieflagerung auftretende Atemstörung erfolgreich bekämpft durch intravenöse Injektion von Chlorkalzium. Hinterstoisser subkutan und intradural. Sauerbruch intradural (nach Kocher) mit bestem Erfolge bei mehreren schweren Fällen. Rosznowsky subkutan 1,2 ccm einer 25%-Lösung pro 1 kg oder intralumbal 1 ccm einer 25%-Lösung pro 10 kg, ev. wiederholt, dann in kleinerer Dosis. Mertens intradural 1,5 g in 10 ccm Flüssigkeit; dabei sah er einen stürmischen Aufregungszustand und hohe Temperatursteigerung, weshalb er das Verfahren nur für schwerste Fälle reserviert haben will. Schoute intradural mit gutem Erfolg in mehreren Fällen. Betke erst intradural (nach Kocher), später subkutan in 40%-Lösung bis 20 ccm pro die. B. O. Pribram subkutan bei Krämpfen der peripheren Muskulatur, intradural mit Oberkörper-Tieflagerung bei Zwerchfell-Glottiskrämpfen. Higier 10 ccm einer 15% oder 5—10 ccm einer 25%-Lösung ohne oder mit leichter Chloroformnarkose; dabei keine nennenswerten Erfolge, vielmehr rasch vorübergehende Wirkung, Atmungslähmung, Kollaps, Hautjucken, Erregtheit, Verwirrung bis zur Somnolenz, so daß künstliche Atmung, Äther-, Kampfer- und Strychnininjektionen, 2 mal sogar Tracheotomie und intratrachleare Sauerstoffinsufflationen notwendig waren.

Die intravenöse Applikation verwandten Straub intravenös 50—150 ccm einer $2,5\%$-Lösung in 2 Minuten, nach Bedarf wiederholt bis zur Gesamtmenge von $1^1/_2$ l. Liebold intravenös 2—3 mal 10 ccm einer 15%-Lösung neben Serum und Narkotika mit bemerkenswertem Erfolge in 24 Fällen. Leschke intravenös 2—3 mal täglich 5—10 ccm einer 20%-Lösung neben Luminal. Klieneberger intramuskulär oder besser intravenös in 25%-Lösung. Wydler subkutan, intramuskulär, intralumbal (nach Kocher) oder intravenös 30—50 ccm einer 5%-Lösung bei fortdauernder Krankenbeobachtung, ev. Injektion von 20 bis 50 ccm einer ständig bereit gehaltenen 5%-Chlorkalziumlösung. Wegrzynowsky subkutan 15 g oder intravenös 8 g und mehr pro die, und zwar subkutan 3 mal täglich 10 ccm einer 50%- oder intravenös 3 mal täglich 10—15 ccm einer 20%-Lösung neben Heilserum subkutan (4 Fälle), intravenös (1) oder intralumbal (2); von 7 kombiniert behandelten Fällen starb 1 an Verblutung, 1 nur mit Serum behandelter an Erstickung, also mit Erfolg, aber nicht intralumbal. ten Horn tropfenweise 8—10 ccm einer 15%-Lösung; von 8 Fällen starben 6.

Zustimmend äußern sich ferner Croce, Enderlen, Raumets, Jochmann. Keinen Erfolg sahen Bruce, Hohmeier, Angerer, E. Müller.

4. Karbolsäure.

Subkutane Karbolsäureinjektionen, über welche in Deutschland bisher Erfahrungen kaum vorlagen, sind in diesem Kriege von verschiedenen Autoren angewandt worden. Der Vorschlag wurde bekanntlich von Baccelli gemacht, welcher schon vor 25 Jahren dafür eintrat; er empfahl Karbolsäure neben Morphium, und zwar in genügend hohen Dosen mehrere Tage lang: 2—3 mal täglich 1—3—5—10 ccm einer 2—3%-Lösung gleich 0,3—0,5 g Karbolsäure subkutan, in schweren Fällen nicht unter 1—1½ g und mehr pro die (bei dieser Dosierung wurde also die Maximaldosis 0,1 pro dosi und 0,3 pro die bei weitem überschritten); er berechnet auf Grund einer Statistik von 190 Fällen aus den Jahren 1888—1911 die bei dieser Behandlung erzielte Mortalität auf ca. 20% bei sehr schweren und ca. 2% bei schweren Fällen; in Italien wurden bei dieser Behandlung angeblich vielfach gute Erfolge erzielt, wobei aber zu bedenken ist, daß in Italien der Tetanus im allgemeinen anscheinend milder verläuft als bei uns, was schon Rose bemerkt; auch in Frankreich, England und Rußland sind günstige Resultate vermerkt worden. Im ganzen ist das Urteil über die Methode vor dem Kriege noch kein abgeschlossenes gewesen (vgl. Kreuter).

Die Wirkung der Karbolsäure ist angeblich außer einer temperaturherabsetzenden eine krampfstillende durch Beeinflussung der Reflexerregbarkeit; daneben stützt sich die Methode auf die Annahme einer antitoxischen Wirkung auf Grund des experimentellen Nachweises, daß Karbolsäure in vitro das Tetanusgift vernichtet (Tizzoni u. Cantani); jedoch wird von den meisten Autoren nur eine narkotische Wirkung anerkannt, jedenfalls neben der Karbolsäure die Anwendung der sonstigen therapeutischen Maßnahmen, vor allem des Serums gefordert. Durch eine sorgfältige Harnkontrolle (Karbolnephritis!) muß man sich bei der Behandlung darüber unterrichten, daß das Mittel gut vertragen wird. Eine Wirkung ist nur von hohen, bis über die Maximaldosis hinausgehenden Gaben (bis 1,5 g) zu erwarten; man beginnt mit Tagesdosen bis 0,5 g und steigt rasch bis zur erforderlichen Höhe; die maximal erreichte Dosis kann mehrere Tage hintereinander gegeben werden; in einzelnen Fällen sind Gesamtmengen bis zu 14,5 g in relativ kurzer Zeit ohne Schaden verbraucht worden; lassen die Krankheitserscheinungen nach, so vermindert man die Tagesdosen entsprechend und steigt bei Verschlimmerung sofort wieder an (vgl. Kreuter).

Während einige Autoren: Blumenthal, Kreuter, Kümmell, Meltzer u. a. die Karbolsäuretherapie als wirkungslos ablehnen, haben andere gute Erfolge mit ihr erzielt, u. a.: Arnd, Sahli, Kocher (gute Resultate, auch in schwereren Fällen, jedoch auch öfteres Versagen, so daß Kocher in seinem Vertrauen schwankend geworden ist). Voelcker mit Erfolg in 4 Fällen mit Inkubationsdauer über 8 Tagen steigend 1—6 mal täglich 5 ccm einer 2%-Lösung gleich 0,1 g pro dosi neben intraduraler Serumapplikation und Ätzung der breit gespaltenen Wunde mit konzentrierter Karbolsäure. Hochhaus 3—5 mal 10 ccm einer 3%-Lösung gleich im ganzen 1 g und mehr, aber nur für leichte Fälle; von 16 kamen 6 durch; die beruhigende Wirkung erwies sich als geringer als die des Mg. Dreyfus 3 mal 3%-Lösung, am ersten Tag 5, am 2. 10, am 3. und an einigen weiteren Tagen 15 ccm und mehr. Dreyfus u. Unger bis 1,5 g pro die. Ortner 4—5 ccm einer 2—3%-Lösung. Deneke in 2—3%-Lösung bis 1 g pro die, auch in größeren Dosen ungefährlich, dabei ebenso wirksam wie Mg. Knippen 3 mal 0,15 g steigend bis 4 mal 0,45 g ohne sichtlichen Erfolg. Jokl (vgl. H. Pribram) in 6 Fällen mit Inkubation von 6—13 Tagen, wobei 4 genasen. Betti 2—3stündlich 2 ccm einer 3%-Lösung 20 Tage lang; Heilung in einem Fall mit 13 Tagen Inkubation, welcher trotz Serumbehandlung zu schwersten Erscheinungen geführt hatte; Polemik gegen Nigay, welcher bei 36 Fällen die Behandlung mit großen Dosen Chloralhydrat der Karbolsäuretherapie überlegen fand. Lesage und de Montille gute Resultate, auch in schwereren Fällen mit folgender Methode:

Rp. Acid. carbol. cryst. 1,0
Aeth. sulf. q. s. ad solut.
Ol. oliv. steril. ad 10,0

täglich 1—2 mal 1 ccm intramuskulär bis zur Dosis von 1,5 g Karbolsäure; meistens genügte 0,2 g. Nach Madelung berichten Stewart und Laing im „Lancet" von einem Tetanusfall, welcher nach wiederholten und großen Dosen von Tetanusantitoxin und Chloral sich fortschreitend verschlechterte, dann aber durch subkutane Injektionen von Karbolsäure (2 ccm einer 5%-igen Lösung alle 2 Stunden) sich besserte und in 1 Monat völlig ausheilte. Pringsheim bemerkt, daß in der französischen Kriegsliteratur sich mehrere günstige Berichte finden.

An Stelle der Karbolsäureinjektionen hat Sahli das Parakresol und Salol zum innerlichen Gebrauche empfohlen, welches im Darm unter Wasseraufnahme sich in Salizylsäure und Karbolsäure zerlegt. Arnd, gestützt auf Experimente seines Mitarbeiters Krumbein, welcher zeigte, daß Injektionen von Phenollösungen bei Mäusen zweifellos antitetanisch wirken, wie auch Zusatz von Phenol Tetanustoxin und Kulturen rasch abschwächt, empfiehlt tetanusverdächtige Patienten durch Verabreichung von 4—6 g Salol täglich unter Phenolwirkung zu setzen.

Betke empfiehlt einen Versuch mit Salthion, welches die Wirkungen von Salizylsäure, Formaldehyd und Phenol vereinigen soll. Salizylsäurepräparate, denen von jeher in leichten Fällen günstige Wirkung zugesprochen wird, schon wegen der Anregung der Schweißsekretion und der schmerzstillenden Wirkung, werden neuerdings auch des öfteren angewandt (E. Müller u. a.).

c) Wundbehandlung.

Neben der Serum- (antitoxischen, also kausalen) und der narkotischen (symptomatischen) Behandlung steht ebenbürtig die Wundbehandlung (antibakterielle, also auch kausale, und zwar ätiologische). Dieselbe darf unter keinen Umständen vernachlässigt werden, da anderenfalls die sonstigen Behandlungsmethoden ohne den beabsichtigten Erfolg bleiben, indem die eigentliche Ursache der Krankheit fortdauert. Der Tetanus ist eben eine Wundinfektionskrankheit und bedarf unbedingt einer Wundbehandlung, wodurch die Quelle der Infektion in dem Krankheitsherd beseitigt wird.

Die Wichtigkeit der Wundbehandlung wird auch neuerdings von zahlreichen Autoren betont, wie sie schon von jeher, auch schon vor der Erkennung des Tetanus als Wundinfektion und erst recht nach ihr, als einer der Grundbedingungen, ja als Hauptbedingung der Therapie galt; des öfteren wurde berichtet, daß der Tetanus durch eine geeignete Wundbehandlung geheilt oder gar kupiert worden sei oder daß spontane Heilung durch Aufbrechen der Narbe oder Ausstoßen eines Fremdkörpers erfolgte (vgl. Rose: der alte Heim rettete einen Kranken durch tüchtigen Kreuzschnitt. Bilguer betonte bei Besprechung des Tetanus in der Schlacht von Prag die Notwendigkeit langer und tiefer Einschnitte. Schlemm fand bei der Sektion eines Falles von Wagner ein Stückchen Torf, welches trotz zweimaliger Inzision zurückgeblieben war. Rose bemerkt auch die Wichtigkeit der Behandlung der Komplikationen bei dem entzündlichen, fauligten und Detersionstetanus). Den Wert einer geeigneten Wundbehandlung betonen in diesem Kriege vor allem Kreuter, Weintraud, Voelcker, Czerny, Mühsam, Kocher, Sudeck, Martin, Wichmann, Borchardt, Riehl, Schnitzler, Bockenheimer, Kümmell, Hinterstoisser, Betke, B. O. Pribram, Sonntag u. a.

Im Vordergrund steht das physikalische Prinzip der Wundbehandlung: lange und tiefe Eröffnung der Wunde und ihrer Taschen, Entfernung von Gerinnseln, Nekrosen und Fremdkörpern, damit auch allen Materials, welches den Tetanusbazillen durch Sauerstoffabsorption günstige Bedingungen verschafft (Steckgeschosse, vor allem Granatsplitter, Tuchfetzen, Holzteile, Stroh, Erde u. a.), schließlich Sorge für freien Abfluß der Sekrete. Über diesen Punkt sind sich wohl alle Autoren einig, wie es auch schon von jeher als wichtig erkannt war (vgl. Rose, Wundexstirpation und -dilatation, namentlich bei chronischem, Narbentetanus usw.).

Hinsichtlich des chemischen Prinzips (Desinfektion) und der Wahl des anzuwendenden Mittels liegen die verschiedensten Äußerungen vor, welche sich folgendermaßen gruppieren lassen: lokale Serumapplikation, sauerstoffzuführende Mittel, Jodpräparate und Perubalsam, ferner Lichtbehandlung; die meisten dieser Mittel sind bereits bei der Prophylaxe des Tetanus besprochen.

Die lokale Serumapplikation ist bei der Serumbehandlung erwähnt.

Von sauerstoffzuführenden Mitteln ist das Wasserstoffsuperoxyd an erster Stelle zu nennen, welches zugleich seiner mechanischen Wirkung wegen geschätzt wird; für Wundhöhlen und Kanäle kommen Präparate in Stäbchenform (Perhydrit, Ortizon) besonders in Frage. Das Wasserstoffsuperoxyd wird von sehr vielen Autoren angewandt, u. a. von folgenden erwähnt: Weintraud, Czerny, E. Müller, Teller, Wienert, Hinterstoisser, B. O. Pribram, Sonntag. Pichler empfiehlt Peraquinsalbe. Den Chlorkalk, welcher schon früher benutzt wurde (vgl. Rose), hat Riehl neuerdings wieder empfohlen, und zwar in Form eines Pulvers 1 : 9 Bolus alba; auch Wiesel, Lotheißen, P. O. Pribram, Hinterstoisser u. a. bedienen sich desselben. Sauerstoffstrom, ev. auch heiße (Föhn) oder kalte Luft (Ventilator, Blasebalg, Radfahrpumpe u. dgl.) empfiehlt Müller. Kühne erwähnt die Behandlung der Wunde mit heißer Luft und daneben ev. Durchwärmung des Rückenmarks mittels Diathermieapparats. Relley beschreibt 36stündige Sauerstoffstromapplikation in einem geheilten Fall. Sudeck, Hinterstoisser u. a. erwähnen die bekanntlich nicht ungefährliche Sauerstoffinjektion in die Wundumgebung. Auch Bäder mit Wasserstoffsuperoxyd-, Ozet-, Kaliumpermanganat-, Karbolsäure- ($^1/_2$—$^3/_4$%), Chlorkalk- (1 Kaffeelöffel auf 1 Schüssel) u. a. Lösungen sind beliebt.

Daß das Jod von vielen Autoren als ein Spezifikum bei Tetanus angesehen wird, ist schon bei Besprechung der Wundprophylaxe erörtert worden. Außer den dort genannten Ärzten empfehlen es vor allem auch v. Behring (für übelriechende Wunden Jodoform in grobkristallinischer Gestalt und für gutartig aussehende Wunden Jodtrichloridlösung 0,1—0,5% zur Irrigation) und Kocher (nach Herrichtung der Wunde, speziell nach Entfernung ev. Fremdkörper:

Desinfektion der Wundoberfläche mit Alkohol und Jodtinktur und Auflegen von Jodoform- und aseptischer Gaze, mit einigen Heftpflasterstreifen fixiert).

Der ebenfalls von jeher (vgl. Rose, Graser) verwandte Perubalsam wird außer von den schon bei der Wundprophylaxe aufgezählten Autoren bevorzugt von Bockenheimer (entweder rein oder in Form des Schmiedeckeschen Gemisches: Perubalsam 250, Alkohol 250, Rizinusöl 500 neben Antitoxin lokal und endoneural bei möglichster Frühdiagnose).

Wagner empfiehlt Behandlung mit ätherischen Ölen, speziell auch beim Tetanus („Wetol").

H. Pribram bediente sich bei stark eiternden und jauchenden Wunden der Tierkohle.

Von verschiedenen Seiten wird über gute Erfolge mit der Lichtbehandlung berichtet, nämlich von Simon (50—75 cm Abstand, 5—10—15 Minuten und mehr, allmählich gesteigert), Jesionek (mit Höhensonne oder Quecksilber-Quarzlampe, $^1/_2$, später $^1/_4$ m Abstand, 1—2—4 Stunden, nach Bildung guter Granulationen in Kombination mit Blaulicht, 4 geheilte Fälle), Jacobsthal u. Tamm (25 cm Abstand, 15—45 Minuten, in Wundhöhlen mittels besonderer, beweglicher Stäbchen von Quarz), Bach (intensive und langdauernde Bestrahlungen mit der künstlichen Höhensonne allgemein), Hinterstoisser, Brüning, Lotheißen. Heusner empfiehlt die Quarzlampenbestrahlung nach Wagner-Graz als wertvolles Hilfsmittel neben anderen Maßnahmen; die Wirkung der Strahlung bei Tetanus könne man sich theoretisch aus folgenden Komponenten zusammengesetzt denken: Autoinjektion mit den Tetanusantigenen, somit Anbahnung einer aktiven Immunisierung, welche als Unterstützung der passiven wirkt, fermentativer Abbau von Toxinen in der Haut, unmittelbare Zerstörung von Toxinen während der Bestrahlung, Sauerstoffladung, welche insofern von besonderer Bedeutung ist, als damit gewissermaßen der Nährboden der Tetanusbazillen vernichtet wird. Wienert dagegen sah keinen besonderen Einfluß und gab die Lichtbehandlung auf.

Jegliche verschorfende Mittel werden von den meisten Autoren als kontraindiziert betrachtet; in diesem Sinne äußern sich neuerdings wieder Mühsam, Wichmann, B. O. Pribram, H. Pribram, Sonntag u. a. Zu den verschorfenden Mitteln werden gerechnet Paquelin, Karbolsäure, Salpetersäure, Höllenstein, Chlorzink, essigsaure Tonerde u. a., ferner auch alle Superoxyde z. B. Kaliumpermanganat, welche nach Sauerstoffabspaltung ätzende Hydroxyde bilden. Ätzung mit konzentrierter Karbolsäure wird ausgeführt von Voelcker (nach breiter Eröffnung der Wunde), Schnitzler (mit nachfolgender Abspülung durch Alkohol), Meltzer u. a. Dreyfus hält auch die Verwendung des Phenolkampfers von Chlumsky (Kampfer 60, Phenol 30, Alkohol abs. 10) für ratsam, jedoch nur bei Resektion im Gesunden.

Frage der Gliedabsetzung.

Über die Frage der Gliedabsetzung (Amputation und Exartikulation) beim Tetanus besteht nach dem übereinstimmenden Urteil der meisten Beobachter vor und auch in dem Kriege folgender Grundsatz zu Recht: Eine Gliedabsetzung soll bei drohendem und ausgebrochenem Tetanus nur vorgenommen werden, wenn sie auch sonst angezeigt ist (z. B. wegen totaler Zertrümmerung des Gliedes ohne Aussicht auf eine auch nur leidliche Funktionswiederherstellung, wegen Gangrän, Sepsis oder Gasphlegmone) oder mit anderen Worten: man soll sich bei der Indikationsstellung in der Frage der Gliedabsetzung nur von allgemein chirurgischen Erwägungen leiten lassen, nicht aber von der Rücksicht auf die speziell tetanische Infektion. Die Gründe für diesen Satz sind, abgesehen von den Lehren des Tierexperimentes (bei Verimpfung von Tetanus in den Schwanz einer Maus ist schon nach kurzer Zeit die Infektion auch durch die Abtragung des Schwanzes nicht mehr aufzuhalten), teils aus theoretischen Überlegungen, teils aus praktischen Erfahrungen gewonnen: In der Serumtherapie, vor allem auch in der endoneuralen und in der Wundtherapie haben wir die überhaupt möglichen Mittel, das vorhandene Gift unschädlich zu machen und die Produktion weiteren Giftes zu verhüten; Fälle, bei welchen diese kombinierte konservative Therapie keinen Erfolg zeitigt, sind auch durch die Gliedabsetzung nicht mehr zu retten. Vor allem ist die endoneurale Injektion von Serum geeignet, dadurch, daß sie weitere Zuleitung von Gift aus der verletzten Gliedmasse absperrt, auch für den in dieser Frage Bedenksamen die Gliedabsetzung als unnötig zu erweisen. (Vgl. v. Romberg u. a.) Nun sind ja allerdings in der Literatur Fälle von eklatanter Wirkung der Gliedabsetzung beschrieben worden, vgl. Rose; dazu ist aber zu bemerken: Es ist klar, daß durch die Gliedabsetzung die Quelle der Infektion und damit auch der Intoxikation auf die rascheste und sicherste Weise entfernt wird; aber, da wir in den anderen genannten Verfahren völlig ausreichende Mittel besitzen, so wird man nicht bloß der Einfachheit wegen ein sonst noch brauchbares Glied opfern; am ehesten wird man sich noch zur Exartikulation von Fingern und Zehen entschließen, namentlich wenn die Durchführung der genannten Wundbehandlung unmöglich ist. Wenn in gewissen Fällen Spättetanus oder Rezidiv bei im Körper zurückgelassenem Herd beobachtet wurde, so sind, wie oben gezeigt wurde, auch diese Vorkommnisse auf andere Weise vermeidbar, nämlich durch Entfernung des ev. Fremdkörpers, ev. mit seiner Kapsel und durch wiederholte Schutzimpfung in allen verdächtigen Fällen. Was die erwähnten Fälle mit günstigem Einfluß der Gliedabsetzung angeht, so besteht kein Grund zu der Annahme, daß derselbe Erfolg, welcher durch die Gliedabsetzung erreicht wurde, nicht auch durch die anderen genannten Verfahren, speziell durch eine geeignete Wundbehandlung, erzielt worden wäre. Wenn früher, ehe der Tetanusbazillus entdeckt war, die Amputation des öfteren vorgenommen wurde, so geschah es nach Rose zu einem ganz besonderen Zweck: man suchte dem sonst nicht beeinflußbaren, gereizten Nerven beizukommen, von dem allein man alles Unheil beim Tetanus ableiten zu müssen glaubte; und wenn man Erfolg hatte, so lag dies wohl an der Eröffnung der Wunde, Entfernung des ev. Fremdkörpers, wie überhaupt des ganzen Infektionsherdes. In manchen Fällen, namentlich in solchen mit langer Inkubationszeit, ist es auch möglich, daß der Tetanus von selbst ausgeheilt wäre. Am allermeisten aber spricht gegen den Nutzen der Gliedabsetzung die Tatsache, daß sie nicht nur nach Ausbruch, sondern auch schon vorher ausgeführt, die Erkrankung nicht immer verhüten kann. Solche Fälle finden sich schon in der älteren Literatur erwähnt, dort oft im Anschluß an die Operation, und zwar außer nach Brustamputation wegen ulzerierten Brustkrebses auch nach Amputation, namentlich im Kriege (vgl. Rose: T. operativus; im amerikanischen Sezessionskrieg sind 116 Amputationen und 15 Resektionen von Tetanus begleitet gewesen; Rose sah selbst einen Fall nach Doppelamputation des Unterschenkels wegen Frostgangrän; nach Stricker waren 1870/71 35 Amputationen von Tetanus gefolgt). Diese Fälle von operativem Tetanus im Krieg bedürfen unseres Erachtens eine verschiedene Erklärung: zu einem Teil mag es sich um eine Übertragung durch die Operation gehandelt haben; im kriegschirurgischen Betrieb ist dies wohl möglich. Zum anderen Teil ist aber eine bei der Verletzung gesetzte Infektion anzunehmen; diese kann wiederum auf zweierlei Weise zu der Erkrankung geführt haben: gewöhnlich dürfte der Hergang der sein, daß zur Zeit der Gliedabsetzung der Tetanus bereits in der Entwicklung während seiner Inkubationszeit begriffen war und daß er, durch die Operation nicht mehr beeinflußbar, bald danach ausbrach. In einzelnen Fällen ist aber eine Erklärung nur durch die Annahme denkbar, daß erst bei der Operation der bis dahin latente Tetanus geweckt und durch direkte Kontaktimpfung oder durch einen infizierten Embolus aus dem verletzten Glied in den Körper gebracht worden ist (vgl. B. O. Pribram).

Liebold erwähnt 3 Fälle von erfolgloser Amputation nach Ausbruch des Tetanus, Lossen folgenden Fall: Tetanus 14 Tage nach Gewehrschußverletzung des Fußes; sofortige Amputation der Zehe und Kauterisation mit dem Glüheisen; nach weiteren 14 Tagen Heilserum subkutan (3500 A.E. im ganzen), Morphium, Kochsalzlösung subkutan, Jodnatrium; schließlich Exitus.

Über Gliedabsetzung ohne Einfluß auf die Erkrankung an Tetanus vor dessen Ausbruch liegen folgende Mitteilungen aus diesem Kriege vor: Kreuter bei 3 Fällen, davon zweimal vor Ausbruch 1 bzw. 4 Tage, Hochhaus bei 5 Fällen, Arzt bei 1 Fall von Fingerexartikulation, nach 6 Tagen von in 2 Tagen tödlich endendem Tetanus gefolgt. Klaußner bei 7 unter 21 Fällen, Schnitzler bei 2 Fällen, Schneider bei 10 Fällen, Klieneberger bei 7 Fällen, und zwar 5—10 Tage vorher, B. O. Pribram 2 Tage vorher wegen Erfrierungsgangrän, H. Pribram bei 1 Fall, Sonntag Schulterexartikulation am 5. Tage nach der Verletzung, 2 Tage später, also am 7. Tage Ausbruch eines in 2 Tagen tödlich endenden Tetanus. Auch Hohlbeck erwähnt aus dem russisch-japanischen Kriege das Auftreten des Tetanus zweimal am 3. und einmal am 6. Tage nach der Amputation.

Aus den genannten Gründen lehnen die meisten Autoren die Gliedabsetzung wegen der Tetanusinfektion ab, so Kreuter, Voelcker, Heddäus, Blumenthal, Hochhaus, Dreyfus, Martin, Klaußner, Schneider, Paltauf, Goldscheider, Schnitzler, Seitz, Wienert, Enderlen, Zeißler, Liebold, Klieneberger, B. O. Pribram, H. Pribram, Knippen, Hinterstoisser, Zeißler, Sonntag, Matti, Lossen, Els (Über die Schußfrakturen langer Röhrenknochen und ihre Behandlung in den Heimatlazaretten. Münch. med. Wochenschr. F. B. 1915. Nr. 5. 65) u. a. Kolle bemerkt, daß die Amputation auch schädlich auf den weiteren Verlauf infolge Schockwirkung sein könne.

Nur wenige Autoren nehmen einen etwas anderen Standpunkt ein: Czerny glaubt, daß die jetzige Strömung, die Amputation zu verwerfen, zu weit gehe; er möchte in gegebenen Fällen, namentlich bei offener Gelenkverletzung mit ausgedehnter Zertrümmerung von Knochen und Weichteilen, primär amputieren, jedenfalls bei ausgebrochenem Tetanus, wie schon Larrey empfohlen habe, unbedingt sie aber der Nervendurchschneidung vorziehen (in 2 Fällen von 9 und 10 Tagen Inkubation heilte der Tetanus bei am ersten Tage ausgeführter

Amputation.) Ähnlich sprechen sich aus Sudeck, Wiesel, v. Rothe u. a.

Im Anschluß an die Frage der Wundbehandlung und der Amputation müssen hier noch einige andere chirurgische Eingriffe erwähnt werden:

An die Amputation schließt sich die schon dort erwähnte Nervendurchschneidung an. Diese Methode ist schon alt; sie wurde schon vor über 100 Jahren empfohlen und früher deswegen öfters geübt, weil man annahm, daß eine Reizung peripherer Nerven den Tetanus veranlassen könne; namentlich beim lokalen Tetanus wurde sie ausgeführt (vgl. Rose: Kopf-, Narbentetanus). v. Behring hat sie neben der Heilserumbehandlung in Erwägung gezogen, indem er von ihr eine vollkommene Absperrung des Zentralnervensystems von dem in dem verletzten Glied noch vorhandenen und weiter gebildeten Gift erhofft. Kempf erwähnt in seiner kasuistischen Mitteilung aus diesem Kriege, daß er neben der endoneuralen Seruminjektion und der Nervendrainage die Nervendurchschneidung ev. für angezeigt halte. Weitere Berichte liegen nicht vor. Czerny möchte die Amputation vorziehen; Matti bezeichnet die Nervendurchschneidung als unerlaubt, zumal die Schädigung trotz der Möglichkeit der sekundären Naht eine dauernde sein dürfte. Nach alledem muß die Nervendurchschneidung als unnötig und als unerlaubt angesehen werden; es gilt für sie im übrigen das bei der Gliedabsetzung Gesagte.

Schließlich sei die chirurgische Behandlung der drohenden Erstickung bei den Krämpfen der Atmungsmuskulatur (Zwerchfell und Glottis) besprochen. Es gelingt zwar in einer Reihe von Fällen, die Glottis-Zwerchfellkrämpfe durch Narkotika zu beeinflussen: Kocher empfiehlt Mg intralumbal mit Oberkörpertieflagerung, durch welche das Narkotikum an die höher gelegenen, für die Atmungsmuskulatur in Betracht kommenden Nerventeile gelangt, B. O. Pribram Morphium in hohen Dosen (s. o.). In einigen Fällen wird jedoch die Tracheotomie nicht zu umgehen sein und ist dann frühzeitig genug vorzunehmen. E. Müller empfiehlt, sie möglichst bald auszuführen, und zwar sofort nach dem ersten ausgesprochenen Erstickungsanfall; er sah in 2 Fällen auffallende Besserung der Atmung mit fast völligem Verschwinden der Zyanose während aller weiteren Anfälle nach der Tracheotomie. H. Pribram, Sudeck, Wienert u. a. sprechen sich ebenfalls für die frühzeitige Tracheotomie aus.

Für schwerste Krämpfe der Atmungsmuskulatur schlägt Jehn und sein Lehrer Sauerbruch die doppelseitige Phrenikotomie vor, ausgehend von der Erwägung, daß die Krämpfe der Atmungsmuskulatur auch bei leichterer Gesamtintoxikation den Erstickungstod herbeiführen können und daß die sonst in Frage kommenden Mittel, nämlich die Narkotika, auch Mg, versagen, wohingegen die doppelseitige Phrenikotomie die Lähmung des Zwerchfells zur Beseitigung der Krämpfe und außerdem infolge der Muskelerschlaffung eine ausgiebige künstliche Lungenatmung bewirkt. Jehn führte bei einem Knaben mit schwerstem Tetanus wegen heftigster, mehrere Minuten anhaltender Atmungskrämpfe die doppelseitige Phrenikotomie aus von einem am Hinterrand des Kopfnickers beiderseits in der Oberschlüsselbeingrube angelegten Schnitt; die Operation ermöglichte es, die künstliche Atmung anzuwenden, welche vorher an der Starre des Brustkorbs und dem Spasmus des Zwerchfells gescheitert war; sie erwies sich auch als gefahrlos und führte trotz der erheblichen Verschiebung im Thoraxraum als Folge der Zwerchfelllähmung nur geringe Ausfallserscheinungen herbei; der Hochstand des Zwerchfells war für den Ablauf der Herztätigkeit wenig störend, die Expektoration eher erleichtert und das Allgemeinbefinden nach Ausheilung des Tetanus ein sehr gutes, obwohl der Gasaustausch in den Lungen infolge der Lähmung der Inspirationsmuskeln beträchtlich verkleinert war. Der Kranke wurde trotz 35 schwerster Erstickungsanfälle geheilt. Pribram betont, daß durch die Zwerchfelllähmung auch die Zirkulationsverhältnisse im großen Kreislauf begünstigt werden, welche im Krampfzustand behindert sind; zur Einschränkung der Schleim- und Speichelsekretion empfiehlt er 1 mg Atropin täglich, wodurch allerdings der quälende Durst vermehrt wird. Kocher bemerkt dazu, daß schon allein die Narkose und die sofortige Sauerstoffzufuhr unter leichtem Überdruck von ausschlaggebender Bedeutung gewesen sein können; Matti erwartet mehr von der Lungenlüftung Meltzers; Huismans erhebt Bedenken in Hinblick auf die beim Tetanus erhöhte Gefahr der Bronchopneumonien. Die Frage der Phrenikotomie bedarf jedenfalls noch weiterer Erfahrung.

Bei schweren Pharynxkrämpfen (Tetanus hydrophobicus), bei welchen die Vermeidung jeglicher Nahrungszufuhr per os angezeigt ist und die Gefahr des Verhungerns und Verdurstens droht, kann die Gastrostomie in Frage kommen (vgl. Pribram). Sauerbruch führte dieselbe bei seinem Phrenikotomierten ebenfalls aus; Nach Kreuter ließe sich in einem solchen Fall einfacher die linksseitige Phrenektomie mit einer Ösophagotomie verbinden.

Kalb (Über suprasymphysäre Cystotomie. D. Zeitschrift f. Chir. 1917 140. 3—4. 193) legte in einem schweren Fall von Tetanus, bei welchem trotz größter Morphiumdosen ein Katheterismus nicht möglich war, die suprasymphysäre Cystotomie an, deren Fistelöffnung sich nach Entfernung des Katheters bei der Ausheilung in wenigen Tagen von selbst schloß.

d) Allgemeinbehandlung.

Als letztes, jedoch nicht als geringstes Mittel sei die Allgemeinbehandlung des Tetanus besprochen. Wir verstehen darunter die Krankenpflege, Ernährung, Verhütung besonderer Gefahren und einige besondere symptomatische Maßnahmen.

Auf die Wichtigkeit einer sorgfältigen Allgemeinbehandlung wird auch neuerdings hingewiesen, vor allem von Bockenheimer (neben einer geeigneten Wundbehandlung), E. Müller (speziell Ruhe, Ernährung, heiße Bäder neben Narkotika), Meyer (vor allem Ruhe ohne Polypragmasie) u. a.

Hinsichtlich der Krankenpflege gilt auch im Kriege, soweit möglich: großes, luftiges, ruhig und abseits gelegenes Zimmer, Belegen von Zimmer und Gängen mit Teppichen, Decken, Stroh u. a., Filz o. a. unter die Bettfüße, weiches Lager, ev. Wasserkissen, am einfachsten Matratze auf dem Erdboden, Abhalten von allen Reizen: Licht, (Schutz vor direkter Belichtung, ev. Beleuchtung durch blaues Licht [v. Jacksch zit. H. Pribram durch blaue Fensterscheiben bzw. entsprechendes Lampenglas]), Geräusch, Erschütterung u. a., äußerste Beschränkung oder Verbot des Besuchs, verständiges und hingebendes Pflegepersonal, leises Sprechen, Auftreten und Hantieren, behutsames Vorgehen bei allen Maßnahmen, leichtes Schuhwerk, Vermeiden von Türenzuschlagen, An-das-Bett-stoßen u. dgl., sorgfältige Krankenbeobachtung und Überwachung Tag und Nacht, Achten auf Zungenbiß, Verschlucken und Ersticken, Herzschwäche usw., Sorge für

Ruhe, Beschränkung aller aktiven Bewegungen durch Handreichungen, Ernährung und Schlaf. Beer verlangt eine besonders sorgfältige Berücksichtigung der Lagerung des Kranken, Verhütung des zum Stemmen führenden Belassens freier Konkavitäten (Kopf—Schulter, Rücken—Becken usw.) durch Einschieben von Füllpolstern, Herstellung einer Reifendecke mit Erwärmung durch innen angebrachte Glühlampen, einer Reifenhaube des Kopfes zur Abhaltung von Licht- und Schallreizen, Eisatmung d. h. rhythmisches Bestreichen der Schleimhäute der oberen Luftwege bzw. rhythmisches Annähern und Entfernen eines die Atemluft stark abkühlenden Körpers, eine Art der künstlichen Atmung, welche auch bei Urämie, Meningitis u. dgl. krampfstillend wirke u. a. Daß jeder Tetanuskranke, auch bei dem sog. T. ambulans, ins Bett gehört der Verletzungsgefahr bei Stößen wegen, sowie daß in der Rekonvaleszenz noch längere Zeit Schonung notwendig ist, betont schon Rose.

Der Ernährung ist besondere Aufmerksamkeit zu widmen, soll nicht der Tetanuskranke am Verhungern zugrunde gehen; wie schon Rose sagt, erliegen die meisten Kranken, welche in der späteren Krankheitsperiode zum Exitus kommen, der Erschöpfung. Es ist daher für reichliche und kräftige Ernährung zu sorgen. Mit Rücksicht auf die beim Trismus vorliegende Unmöglichkeit des Kauens kann aber die Nahrung gewöhnlich nur eine flüssige sein. Empfohlen wird als flüssige und dabei kräftige Kost: Milch, Kakao, Suppe, Butter, Eier, Nährpräparate, Alkohol u. a. Viel Flüssigkeit ist auch der Diurese wegen ratsam: Kaffee, Tee, Alkohol u. a., aber keine kohlensäurehaltigen Getränke, welche durch Hervorrufen von Regurgitationen leicht Schluckkrämpfe auslösen. Saleh empfiehlt Milchdiät, außerdem Zuführung von Säuren (Salzsäure, Limonaden); Alkohol soll ungünstig auf den Verlauf des Tetanus einwirken. Die Zuführung der Nahrung erfolgt durch Flasche mit Gummipfropfen (Säuglingsschnuller) oder besser durch Aufsaugen mittels dünnen Gummischlauchs (möglichst ohne Lageveränderung des Kranken; Porzellanschnabeltassen können meist wegen der Gefahr des Zerbeißens nicht verwandt werden). Bei bestehenden oder drohenden Schlingkrämpfen findet wegen der Gefahr der Schluckpneumonie die Nahrungsaufnahme am besten nicht per os statt, sondern entweder durch einen in die Nase eingeführten Schlauch (schon bei Hippokrates!), bei Narkose auch durch den Magenschlauch oder besser durch Klystier oder subkutan. Kausch empfiehlt seine 5—10 %-Traubenzuckerlösung zur subkutanen und 10% zur intravenösen Injektion, Moritz 7,5% Traubenzuckerlösung zum Klystier. Für das Ernährungsklystier ist bemerkenswert, daß infolge Sphinkterenkrampfs auch größere Flüssigkeitsmengen gehalten werden. Die künstliche Ernährung darf gegebenenfalls nicht verzögert werden. Sie kommt auch, namentlich in Form der subkutanen oder rektalen Kochsalzlösung neben der oralen in Betracht. Ev. ist Gastro- bzw. Ösophagostomie notwendig.

Besondere Beachtung verlangen bei der Krankenpflege folgende Punkte: Harn und Stuhl müssen ev. künstlich entleert werden; darauf ist zu achten (Blasenperkussion!); wegen des Sphinkterenkrampfes empfiehlt sich Morphiuminjektion vorher, weiche Gegenstände zur Einführung und vorsichtiges Manipulieren.

Die Diurese und Schweißsekretion ist zu befördern durch Darreichung von reichlich Getränken, Aspirin u. a.

Notwendig ist ständige Überwachung und ärztliche Bereitschaft.

Durch entsprechendes Aufpassen sind die Kranken, welche überhaupt nicht allein gelassen werden dürfen, vor Verletzungen bei den Stößen zu bewahren, vor allem vor Zungenbiß (Gummikeil!), Ertrinken im Bad u. a.; Bei den Atmungskrämpfen ist ständige Überwachung mit bereitstehender Sauerstoffbombe erforderlich. Auf Schonung und ev. Hebung der Herztätigkeit ist von vorneherein Bedacht zu nehmen; bei Herzschwäche sind Digitalispräparate (Wiesel: Digifolin), in dringlichen Fällen Kampfer und Koffein zu geben. Die Mundpflege darf nicht vernachlässigt werden (s. o. Parotitis). Das durch das reichliche Schwitzen u. a. begünstigte Wundliegen ist von vornherein zu verhüten.

Besonders empfohlen werden noch folgende Maßnahmen: Sauerstoffinhalationen von Blumenthal, Osterwald (welcher darauf hinweist, daß sie bei Tieren Strychninkrämpfe zum Verschwinden bringen können).

Kochsalzinfusionen (zur Kräftigung, auch Durstlöschung) von Sahli intravenös, Kocher subkutan (zweimal $1^1/_2$—1), auch rektal. Abkühlung des Körpers durch Eisblasen von Kocher.

Protrahierte heiße Bäder oder Einpackungen (gegen Krämpfe und Schlaflosigkeit) von vielen Autoren, u. a. von E. Müller (allmählich gesteigert von 36 auf 41, ja 42 Grad, bis 20—30 Minuten, neben Luminal), Siemon (abends mit nachfolgender Bestrahlung mit der künstlichen Höhensonne, 40 Grad, 20 Minuten), Wienert (40—42 Grad, 25 Minuten, morgens), Menzer (zweimal täglich möglichst warm: 36—42^0, 20—30 Minuten, daneben nur geringe Dosen Narkotika), Matthes, Kümmel, Jochmann; Blumenthal macht aufmerksam auf die Unzweckmäßigkeit von Bewegungen bei den Bädern; auch H. Pribram möchte die Bäder nur angewandt wissen, wenn das Wasser direkt an das Krankenbett geschoben und der Kranke ohne Erschütterung in und aus dem Bett gebracht werden kann. Unter Umständen können heiße Einpackungen ratsamer sein, welche schon Rose empfiehlt, wobei er daran erinnert, daß Ambroise Paré einen Soldaten dadurch heilte, daß er ihn in warmen Mist einschlug.

Über Anwendung wiederholter Lumbalpunktion (v. Leyden) oder Auswaschung des Lumbalsacks mit physiologischer Kochsalzlösung unter 0,3 $^0/_0$ Traubenzuckerzusatz (Kras) fanden wir in der Kriegsliteratur keine Notiz.

Zusammenfassung: Grundsätze für Prophylaxe und Therapie.

a) Prophylaxe. Bei der Bekämpfung des Tetanus, dieser ebenso qualvollen wie gefährlichen Wundinfektionskrankheit des Krieges, liegt der Schwerpunkt in der Prophylaxe. Dieselbe besteht in der Serum- und Wundprophylaxe, welche beide nebeneinander Beachtung verlangen.

1. Die Serumprophylaxe gewährt bei richtiger Anwendung einen nahezu sicheren Schutz der Verwundeten vor der Erkrankung an Tetanus. Der im Anfang auch dieses Krieges erschreckend häufige Tetanus (ca. $^1/_2$ $^0/_0$ und mehr) ist seit der auch von der militärärztlichen Behörde angeordneten Schutzimpfung ganz bedeutend zurückgegangen, ja fast völlig verschwunden; eine große Zahl von Beobachtern bemerken übereinstimmend aus ihrer Erfahrung in dem jetzigen Kriege, welche sich mit ihrer Friedenserfahrung decke,

daß mit der Schutzimpfung der vorher häufige Tetanus in ihrem Wirkungsbereich ganz oder bis auf einzelne erklärbare Ausnahmen aufhörte; besonders beweisend sind Beispiele von allein nicht Geimpften und allein Erkrankten, namentlich bei Massenverletzungen. Die Schutzimpfung in den gegebenen Fällen zu unterlassen, muß daher als Fehler bezeichnet werden. Versager der Schutzimpfung sind auch nach der bis jetzt vorliegenden Kriegsliteratur nur vereinzelt. In denjenigen Fällen, in welchen trotz Schutzimpfung der Tetanus auftrat, wird berichtet, daß die Krankheit einen leichten Verlauf nahm und so gut wie nie zum Tode führte. Mißerfolge der Schutzimpfung sind ausschließlich oder fast ganz auf Fehler in ihrer Anwendung zurückzuführen; in dieser Hinsicht sind folgende Bedingungen zu erfüllen: Frühzeitige, möglichst sofortige Anwendung, (bei länger zurückliegender Verletzung in größerer Dosis, wiederholt und in verschiedener Applikation ähnlich wie bei der Behandlung des ausgebrochenen Tetanus); 20 A.E. eines vollwertigen, am besten deutschen Präparates, nur im Notfall weniger, statt dessen lieber nach dem Vorschlag von Kolle minderwertiges Serum in entsprechend größerer Menge; subkutan, ev. (aber nur daneben) lokal an der Wunde, und zwar hier nur in Form des flüssigen Serums bzw. damit getränkter Tampons oder trockener, vor Gebrauch anzufeuchtender Antitoxintampons nach Aschoff u. Robertson, Wiederholung, namentlich mit Rücksicht auf die Möglichkeit längerer Inkubation, Spättetanus und Rezidiv, ca. alle 8 Tage ev. bis ca. zu einem Monat, vor allem bei nicht reaktionslos heilenden Wunden und Steckschüssen (Granatsplittern), ferner vor einem Eingriff, wenn derselbe später als 8 Tage nach Schutzimpfung erfolgt, hier auch noch nach Monaten. Mit Rücksicht auf die Tatsache, daß Tetanus bei allen Kriegsverletzungen vorkommen kann (auch Verletzungen leichter Art, durch Gewehrgeschoß und an allen Körperteilen) und man einer Wunde den drohenden Tetanus nicht ansehen kann, auch die bakteriologische Diagnose versagt und meist als zu umständlich nicht in Frage kommt, empfehlen die meisten Autoren, die Schutzimpfung bei allen Kriegsverletzungen durchzuführen, nur bei Serummangel, soweit er nicht durch die obengenannten Maßnahmen umgangen werden kann, allein die verdächtigen, nämlich vor allem: 1. alle Artillerie-, (Granat-!), Bomben- und ähnlichen Verletzungen, 2. alle Wunden am Fuß und Unterschenkel, 3. alle Steckschüsse und solche mit Erde, Stroh, Tuchfetzen, Holzsplittern u. a., sowie solche mit besonderer Gewebsschädigung, u. a. auch mit Knochenbruch. Mit Rücksicht auf das gehäufte Vorkommen von Tetanus in einzelnen Gegenden und zu bestimmten Zeiten ist unter Umständen die Schutzimpfung auch bei sonstigen Operationen im Felde angezeigt. Auch ist die Schutzimpfung bei den Soldaten mit erfrorenen Füßen ratsam.

2. Neben der Serumprophylaxe ist die Wundprophylaxe als eine antibakterielle Prophylaxe unentbehrlich. Sie besteht in der radikalen: chirurgischen Wundbehandlung aller verdächtigen Wunden (s. o.): breite und tiefe Eröffnung einschließlich aller Taschen, Entfernung von Gerinnseln, Nekrosen und Fremdkörpern (Granatsplitter, Tuchfetzen u. a.), Sorge für guten Sekretabfluß, geeigneter und häufig gewechselter Verband. Fremdkörper sind, wenn gut erreichbar, herauszunehmen mit Rücksicht auf eine erfahrungsgemäß den Tetanusausbruch (ab und zu auch erst in späterer Zeit) begünstigende Rolle. Das Hauptgewicht ist auf die physi-

kalischen Maßnahmen zu legen; von namhaften Autoren werden daneben zur Unterstützung chemische (antiseptische) Mittel auf Grund von Tierexperimenten und klinischen Erfahrungen dringend befürwortet. Es werden empfohlen vor allem Wasserstoffsuperoxyd, Jod und Perubalsam; ganz besonders begründet erscheint die Verwendung der Jodtinktur (Brunner). In gewissen Fällen kann die Wundexzision, falls rechtzeitig, Anwendung finden. Ev. Gliedabsetzung ist ungesäumt vorzunehmen.

b) Therapie: Die Behandlung des ausgebrochenen Tetanus ist nicht aussichtslos, was durch die Erfahrungen dieses Krieges wesentlich bekräftigt wird. Die durchschnittliche Mortalität zu Anfang dieses Krieges ist auf **66,6—70%** zu veranschlagen gegenüber einer Mortalität von 78,9% bzw. 62,1% (Permin) im Friedeu und ca. 90% in den letzten Kriegen; einzelne Autoren berichten aber über wesentlich niedrigere Zahlen bei geeigneter Behandlung (50—15%).

Für den Erfolg der Therapie ist die Frühdiagnose von größter Bedeutung; dieselbe gründet sich teils auf klinische Symptome: Steigerung der Reflexerregbarkeit u. a. Allgemeinerscheinungen, die häufigen lokalen Symptome und die beginnenden Spasmen, namentlich Trismus, Nackensteifigkeit und Schluckbeschwerden, welche anfangs oft übersehen oder mit anderen Affektionen verwechselt werden, aber bei besonders darauf gerichteter Aufmerksamkeit (Instruktion des Pflegepersonals!) und Untersuchung frühzeitig bemerkt werden können. Teils ist der bakteriologische Nachweis des Erregers möglich; entsprechende Laboratoriumseinrichtung ist vorzusehen; positiver Befund ist nicht mit Erkrankung identisch; in positiven Fällen ist jedoch, auch ohne Vorhandensein klinischer Symptome, die sofortige Tetanusbehandlung einzuleiten.

Die Behandlung muß eine kombinierte sein; sie setzt sich zusammen aus der Serum- (antitoxischen), Wund- (antibakteriellen), Narkose- (symptomatischen) und Allgemeinbehandlung. Das Urteil über die einzelnen Behandlungsmethoden ist im übrigen noch nicht abgeschlossen, immerhin bereits in einer für die Anwendung befriedigenden Weise geklärt.

1. Die Serumbehandlung zu unterlassen, ist im allgemeinen ein Fehler. Die Erfolge der Serumbehandlung sind freilich sehr bescheidene, nach einigen Autoren fragliche; nach den bisher vorliegenden Mitteilungen zeigen die mit Serum behandelten Fälle immerhin eine recht günstige durchschnittliche Mortalität: von nicht ganz 50% gegenüber einer allgemeinen in diesem Kriege von 66,6—70%. Voraussetzungen für eine erfolgreiche Serumtherapie sind:

Sofortige Anwendung, hohe Dosen (von mindestens ca. 100 A.E., nach einigen Autoren von dem Mehrfachen jedesmal), öftere Wiederholung, namentlich bei intralumbaler Applikation, verschiedene Applikation, nämlich nebeneinander intravenös (ausnahmsweise statt dessen auch, aber weniger rationell), subkutan oder intramuskulär und intralumbal mit Oberkörpertieflagerung, ferner auch, namentlich bei beginnendem oder lokalem Tetanus endoneural oder durch Infiltration des Extremitätenquerschnitts nach Sahli und lokal (s. o.) an der Wunde oder in deren Umgebung. Kranken- und Rekonvaleszentenserum kommt mangels genügenden Antitoxingehaltes nicht in Frage. Die Zerstörung des Antitoxins im Organismus durch chemische oder physikalische Mittel hat bisher noch zu keinem brauchbaren Ergebnis geführt.

Zusatz: Bei der schützenden und heilenden Heilseruminjektion ist mit der Anaphylaxie zu rechnen; die damit verbundene Gefahr ist jedoch nicht so groß, daß ihretwegen die Serumapplikation unterlassen werden dürfte. Bei Reinjizierten ist bei der nach einigen (anscheinend nach 6—12 Tagen) einsetzenden Überempfindlichkeit die intravenöse Reinjektion wegen der Gefahr des anaphylaktischen Schocks nach der angegebenen Zeit zu unterlassen, ev. durch eine andere Applikation zu ersetzen oder jedenfalls mit den Schutzmaßregeln gegen das Auftreten anaphylaktischer Erscheinungen auszuführen: hochwertiges und möglichst entgiftetes Serum oder Serum einer anderen Tierart oder Vorinjektion einer minimalen Menge (ca. $^1/_5$—$^1/_{10}$ ccm) Serum subkutan einige Stunden zuvor, daneben Darreichung von Chlorkalzium.

2. Die Narkosebehandlung ist zur Bekämpfung der gefährlichen Krämpfe unentbehrlich, dabei unter Umständen kurativ.

Die üblichen Narkotika: Morphium (ev. mit Skopolamin), Chloralhydrat, Luminal u. a. sind in großen und ev. auch nachts wiederholten Dosen, individuell, abwechselnd und kombiniert unter Berücksichtigung der Erzielung einer potenzierten Wirkung nach dem Gesetz von Bürgi, aber auch unter Berücksichtigung einer vereinten Giftwirkung (namentlich auf das Atemzentrum) anzuwenden. Ev. ist Narkose angezeigt, diese aber, speziell Äther, nur mit Vorsicht auszuführen.

Magnesiumsulfat ist als ein ganz besonders wirksames narkotisches Mittel anzusehen. Die Gefahr seiner Anwendung besteht vor allem in der Beeinflussung der Atmung (Atemstillstand!). Die subkutane und intramuskuläre Applikation ist am ungefährlichsten, aber auch am wenigsten wirksam; in schwereren Fällen ist die intralumbale, ev. mit Oberkörpertieflagerung nach Kocher oder ev. die intravenöse nach Straub angezeigt. Das Urteil über die Mg-Behandlung ist noch nicht abgeschlossen; betreffs Technik der Anwendung und der Gegenmittel gegen drohenden Atemstillstand s. Text.

Über Kurare lauten die wenigen Berichte gar nicht, über Karbolsäure nur zum Teil ermutigend.

3. Hinsichtlich der Wundbehandlung gilt das bei der Wundprophylaxe Gesagte; über Lichtbehandlung liegen einige günstige Berichte vor, jedoch sind weitere Erfahrungen notwendig.

Bei schwersten Krämpfen der Atmungsmuskulatur kommt außer intraduraler Applikation von Mg mit Oberkörpertieflagerung nach Kocher oder Morphium in hohen Dosen nach B. O. Pribram ev. die Tracheotomie, und zwar die zeitige in Betracht. Das Urteil über die Phrenikotomie ist noch nicht abgeschlossen. Bei schweren Schlingkrämpfen kann die Gastro- bzw. Ösophagostomie notwendig werden.

Gliedabsetzung ist nur vorzunehmen, wenn sonst aus chirurgischen Gründen angezeigt; die Nervendurchschneidung ist zu unterlassen.

4. Die Allgemeinbehandlung hat vor allem eine geeignete Krankenpflege und Ernährung, sowie Beachtung der den Tetanus begleitenden Gefahren zu berücksichtigen (s. Text).

Für die militärärztliche Organisation ist besonders bemerkenswert:

Die Schutzimpfung ist zur allgemeinen Anwendung vorzuschreiben, und zwar für alle Kriegsverletzungen möglichst bald, ev. wiederholt nach ca. 8 Tagen, ferner vor eingreifendem Verbandwechsel oder Operation, falls seit der letzten Schutzimpfung über 8 Tage vergangen sind; im übrigen s. o.; für genügende Serummengen ist Sorge zu tragen; nötigenfalls ist Verwendung von niedrigwertigem Serum in entsprechend größerer Menge oder auch eine geringere Dosis empfehlenswert. Schutzimpfung mit Zeit und Dosis ist auf dem Wundtäfelchen zu vermerken.

Mit Rücksicht auf die komplizierte Behandlung des ausgebrochenen Tetanus empfiehlt sich die Einrichtung besonderer Tetanusabteilungen, bei welchen die Möglichkeit genügender Erfahrung und späterer Sammlung der Resultate besteht; hier ist auch Laboratoriumseinrichtung zur Ermöglichung der bakteriologischen Frühdiagnose vorzusehen.

Bei allen Sanitätsformationen sind die zur Tetanusbehandlung notwendigen Utensilien vorrätig zu halten, vor allem: Tetanusserum in ausreichender Menge, Magnesiumsulfat in steriler Lösung, sowie Chlorkalzium, Physostigmin und Atropin, Sauerstoffbombe, Narkotika (Morphium, Skopolamin, Chloralhydrat, Luminal u. a.), Antiseptika (Wasserstoffsuperoxyd, Jodtinktur, Perubalsam u. a.).